神经系统疾病动物模型

主 编 罗玉敏 冯 娟 赵海苹 闵连秋

中国医药科技出版社

内容提要

本书为介绍神经系统动物模型的专著，系统地总结了脑血管病、阿尔茨海默病、帕金森病、脱髓鞘疾病、肌肉疾病、癫痫、肌萎缩侧索硬化症、脊髓损伤、周围神经病、脑胶质瘤等神经系统疾病的动物模型，介绍了每种疾病的病因、流行病学以及动物模型的制作方法、病理学和行为学评价方法，并阐述了每种动物模型存在的优缺点。适合神经科学研究人员、神经科医生、学生阅读。

图书在版编目（CIP）数据

神经系统疾病动物模型/罗玉敏等主编 . —北京：中国医药科技出版社，2017.9

ISBN 978 – 7 – 5067 – 9365 – 0

Ⅰ.①神…　Ⅱ.①罗…　Ⅲ.①神经系统疾病—医用实验动物—试验模型　Ⅳ.①R741 – 33

中国版本图书馆 CIP 数据核字（2017）第 134923 号

美术编辑　陈君杞
版式设计　张　璐

出版　中国医药科技出版社
地址　北京市海淀区文慧园北路甲 22 号
邮编　100082
电话　发行：010 – 62227427　邮购：010 – 62236938
网址　www. cmstp. com
规格　880×1230mm ½₂
印张　8⅝
彩插　2
字数　171 千字
版次　2017 年 9 月第 1 版
印次　2017 年 9 月第 1 次印刷
印刷　三河市腾飞印务有限公司
经销　全国各地新华书店
书号　ISBN 978 – 7 – 5067 – 9365 – 0
定价　25.00 元

编委会

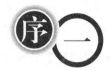

向为人类健康做出贡献的动物致敬！

　　刚听说罗玉敏主任要写一本《神经系统疾病动物模型》的书，心中就为之一震，这是大好事啊！它立刻勾起我对研究生时期的回忆。几乎每个研究生都有跟各种动物打交道的体会，记得20世纪80年代，我的师兄做大鼠外伤性截瘫实验，开始不知道截瘫大鼠会因尿潴留而导致死亡，眼看着辛辛苦苦手术造模了一批大鼠，几天后就都死亡了。师兄痛苦地吃住在实验室观察，最后了解到尿潴留要做膀胱按摩排尿，从此我师兄基本上就与大鼠们实行"三同"了（同吃、同住、同按摩）。当他顺利毕业获得学位时，导师对他最重要的评价就是："他吃得起苦，下得了力"。我的师弟做猫颅脑外伤颅高压实验时，自制保温箱和呼吸机，把猫的实验台建造得像水晶宫一样，引得每个来实验室参观的人都赞叹不已，由此而获"心灵手巧"的美誉，被导师青睐留院工作。回想起我在1982年做硕士研究生时，要做实验动物胶质瘤的光动力学作用研究。为了在小鼠身上接种胶质瘤细胞，我查了许多书和文献，每周都要向脑内注射一次，好生伺候一段时间再捉来经鼠尾静脉注射血卟啉。成百只的小鼠，一只只捉来穿刺，弄得我都快形成条件反射了——看见长长的绳子就本能地想捉来穿刺！

—— 1 ——

每个研究生都有这样痛并快乐着的生活，特别是最近有一批论文造假被退稿，这个轩然大波从另一方面也唤起了我们对当年的研究生生活的回忆。那时的我们白天在临床上工作，晚上约好实验员一起做实验；那时我师兄的论文是一笔一画手抄出来的，数据是画一张硕大的表格挂在墙上，一个一个数据算出来的；那时的研究生和实验员、护士亲密团结、任劳任怨，一锅粥就打发半宿；那时的动物都是自己亲自饲养，每只动物都金贵得厉害，生怕死亡一只影响结果，直到我带博士生，他的实验猪都是我亲自开车去拉。生活教会我们如何科学、认真地设计实验方法；教会我们任何科研成果都是用辛勤汗水浇灌出来；教会我们科学的结果来不得半点的虚假和骄傲；教会我们如何严谨地去计算每一个数据；教会我们如何去珍爱动物，珍惜它们为科学献身的每一个实验！

多少研究生和临床医生要想做一些临床前的试验，总是忌惮实验动物不标准、实验方法不够科学而迟迟难以启动。直到非动不可的时候，做起来还是心存疑虑，总是担心在基本方法上的不规范而动摇整个实验根基。而这些现在都在本书中有详细的介绍。多少年来，研究生们就盼着能有这样一本参考书。如今罗玉敏主任集神经系统各种疾病模型于大成，收集和整理了十大类疾病、71 种动物模型的制作方法。每种方法都有详细的说明和注意事项。我真为如今的研究生们高兴，你们可以很方便地从这本书中找到自己所需要的动物实验模型，可以少走许多弯路，少损失许多动物，可以有更高的成功率。这本书还介绍了一些罕见的神经变性疾病、癫痫、运动障碍性疾病、肌病等相应的动物模型建立方法，动物也涉及小鼠、大鼠、豚鼠、兔子、狗、猪、猴等，实可谓应有尽有，相信有这些模型的建立，人类距离攻克自身疾病的目标已然不远了！

人类是从海洋走到陆地，从动物演化成人，无数次的突变最终形成今天的人类。每一个生命都是有尊严的，人类正是由于这些千千万万有尊严的生命演化才得以在地球上生存、繁衍、生生不息。人类的每一步突变都能从相关的动物身上找到印记，因此，动物作为人类演化的证据，成为人类战胜疾病的重要组成部分。感谢它们的存在和进化印记，感谢它们在人类战胜疾病的过程中可以显示出其中的奥秘，感谢它们为人类健康所提供的一切！当我们在钻研科学和享受科学带给我们的喜悦时，请不要忘了向我们亲爱的动物伙伴们致以崇高的敬意！

凌　锋

中国国际神经科学研究所执行所长

中 国 医 师 协 会 副 会 长

首都医科大学宣武医院神经外科首席专家

2017 年 7 月

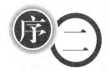

序二

　　作为临床医生，编者深知应用动物模型去研究临床中发现问题的重要性。2014年编者完成了《脑血管病实验方法学》，当时在国内脑血管病研究方面还没有很多相关的工具书，因此《脑血管病实验方法学》对做此相关研究的临床医生和研究人员、有很大帮助。由于编者身兼着临床工作及基础研究两方面的工作，很多研究生喜欢向我咨询问题，经常会被问到神经科疾病的动物模型问题，甚至一些从未谋面的医生在实验中遇到了问题，也将电话打到了编者的办公室，咨询神经科动物模型相关的问题。由此，我们想编著一本关于神经系统疾病动物模型的书籍。

　　本书更新了脑血管病动物模型的神经功能评定方法部分，包括了多种疾病如阿尔茨海默病、帕金森病、脱髓鞘疾病、肌肉疾病、肌萎缩侧索硬化症、脊髓损伤、脊髓血管病及原发性神经系统肿瘤等的动物模型，尤其是脊髓血管病以及原发性神经系统肿瘤是我们神经外科原创的模型，值得做相关研究的人员借鉴验证。在此感谢参与编写的同事、曾经的盛京医院和华山医院同事以及我的学生们在百忙中付出的辛苦。

　　本书编写时间仓促，难免有许多不足之处，敬请读者指正。

罗玉敏

2017年7月于宣武医院

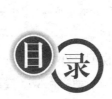

第一章　脑血管疾病

第一节　脑血管疾病的概念和流行病学

脑血管疾病又称脑血管意外、脑中风或脑卒中，是由于脑部血液循环障碍，导致以局部神经功能缺损为特征的一组疾病。根据其病理变化分为缺血性和出血性脑血管疾病。

脑血管疾病作为神经系统的常见病和多发病，是目前导致人类死亡的三大主要疾病之一，并且存活者中50%～70%患者遗留有严重残疾，给社会和家庭带来沉重的负担。2010年中国卫生统计年鉴显示，政府办综合医院脑梗死住院患者住院期间，直接医疗费用由2003年11.7亿元上升为2009年81.9亿元，年平均增长117%，短短的6年间翻了7倍。我国1986～1990年大规模人群调查结果显示，脑血管疾病发病率为（109.7～217）/10万，患病率为（719～745.6）/10万，死亡率为（116～141.8）/10万。近年来，脑血管疾病在我国全死因顺位前移。2008年卫生部公布的第三次全国死因调查，脑血管疾病的死亡率为136.64/10万，已经超过恶性肿瘤成为中国第一致死病因。目前，我国每年新发病例＞200万例，死亡病例＞150万例，存活者近700万，其中约2/3遗留有不同程度的残疾。脑血管疾病的发病率、患病率和死亡率随年龄增长而增加，45岁以后明显增加，65岁以上人群增加最为明显，75 岁以上者发病率是 45 ~ 54 岁组的 5 ~ 8 倍，寒冷季节发病率明显增高。我国脑血管疾病的发病有北方高于南方、西部高于东部的特征，纬度每增高 5 度，其发病率增高 64. 0/10万，死亡率增高 6. 6/10 万。

（闫连秋，锦州医科大学附属第一医院）

（罗玉敏，首都医科大学宣武医院）

第二节　缺血性脑血管疾病常用模型

一、大鼠血管内线栓阻断模型

线栓阻断法的短暂性大脑中动脉阻塞（middle cerebral artery occlusion，MCAO）模型是目前研究大鼠局灶性脑缺血最为常用的小动物模型。由于它的可重复性、可操作性以及与人类脑血管疾病症状的相似性等特点，至今仍在广泛地应用。1985 年日本学者 Koizumi 首次描述了线栓法阻塞大鼠大脑中动脉，将尼龙线自雄性 SD 大鼠的颈外动脉插入，然后引入颈内动脉，使其穿过大脑中动脉起始部，阻断大脑中动脉，造成大脑中动脉供应区血流中断，导致局灶性缺血（图 1 – 1）。缺血一定时间后，将线栓慢慢抽出恢复血流进行再灌注。此法诱发的缺血再灌注和永久性缺血性损伤程度有所差别，永久性缺血后梗死体积较短暂性缺血大。

1989 年 Longa 等发现模型的可重复性和面积受到许多具体因素影响，如线栓直径、栓头涂层（硅酮或多聚赖氨酸）、线栓插入深度等，这些与梗死体积和神经功能评分直接相关，开对 Koizumi的制备方法进行了改进。目前多数文献中均采用 Longa 的血管内线栓阻断法，或在此方法上进行一些改良的模型。寻找一种内在性质均一、具有一定硬度和弹性的线栓，是进一步提高线栓法大鼠 MCAO 模型成功率的关键。

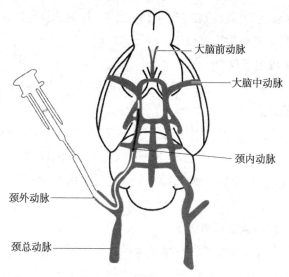

大脑前动脉

大脑中动脉

颈内动脉

颈外动脉

颈总动脉

图 1-1　大脑中动脉线栓

【实验设备】

1. 麻醉设备

台式再呼吸性麻醉机，具有氧气及一氧化二氮气源及接口，蒸发器精度 0.5%，气体控制器控制流量范围 0.2~4L/min 蒸发器为完全不锈钢材质适用于异氟烷等多种麻醉药，适用于大鼠、小鼠面罩及连接管对实验动物实施麻醉，使实验人员可以顺利进行科学研究，减少实验动物的痛苦。

2. 小动物呼吸支持设备

呼吸频率：30~150 次/分，呼吸比：1:1，体重范围：250g~10kg，潮气量：20~30.0ml/次。维持动物在麻醉状态下的呼吸稳定。

3. 生命体征监测设备

反馈式保温毯：用于将麻醉状态下的动物肛温维持在正常状态下，保温毯的温度应在 35～42℃ 之间，保温毯尺寸应在 15cm×20cm 左右，肛温探头直径 2mm，长度 2m。

4. 生理记录仪

用于记录手术过程中动物的有创血压、心电等生理指标。

5. 脑温监测仪

脑血管病动物模型中，脑温的控制直接影响着模型的成功率，低温会造成脑损伤减轻，有保护作用，而温度过高会加重脑损伤的程度，所以保持脑组织温度恒定对于后续的研究起着决定性作用。

6. 激光多普勒脑血流仪

分为接触式激光多普勒和非接触式激光多普勒，其二者均可监测动物模型制作过程中脑血流的变化，从脑血流的变化情况可以让实验人员直观地了解到模型制作是否成功，对于小鼠实验来说，非接触性激光多普勒操作较为方便，而对于大鼠来说，由于其颅骨的骨板较厚，接触式激光多普勒更适合于这类实验。

7. 激光散斑多普勒脑血流仪

与激光多普勒不同，激光散斑成像（图 1–2）技术具有非接触、无创伤、快速成像等优点，适用于血液微循环的测量。使用激光散斑技术可以测量血管管径、血管密度、血液流速和血流灌注等微循环参数。另外，结合内源光光谱成像和激光散斑成像技术，可以同时测量脑血流的血氧、血容和流速的变化；结合荧光成像和激光散斑技术，可以测量脑血流和氧化代谢的动态变化。

8. 血气分析仪

在实验过程中采集实验动物的动脉血液，检查实验对象的血气是否正常，及时调节呼吸机的呼吸频率及潮气量，使动物能够在机体生理指标正常的情况下接受实验。

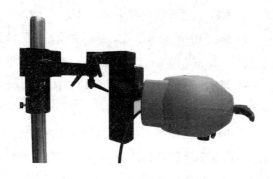

图 1 - 2　激光散斑多普勒脑血流仪

9. 电子秤

大鼠称重对于麻醉及后续的研究都是必需的。应该选取最大量程 500g 的电子天平。

10. 脑模具

美国 Kent Scientific Corp，成年脑模具（图 1 - 3）。

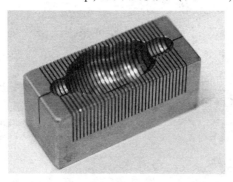

图 1 - 3　成年大鼠脑模具

11. 手术显微镜

采用光学镀膜处理，具全光路复消色像差功能，显微镜倾斜

角度 -30° ~ +120°，主镜双目镜筒 0 ~180°角度可调，物镜可选 200/250/300/350/400 mm，物镜为可调焦物镜，调焦范围 40mm，主镜采用手动、无极连续可调变焦方式，五步变倍调节，变倍比 1∶6，2.7× ~17×（10 倍目镜，250mm 物镜），视野最大直径 76mm，最小直径 12mm（10 倍目镜，250mm 物镜），照明范围直径在 40 ~90mm，照明系统光源采用两个 12V 100W 卤素灯，光源具有自动开关，进入工作位置自动点亮，离开工作位置自动熄灭，亮度可以无级调控，在主光源发生故障时备用灯泡会自动切换到工作状态，保证实验的顺利进行，手术显微镜的使用可以使实验人员更加清晰地观察手术部位，精确分离所需要的组织，减少对周围组织的伤害，提高手术的成功率。

12. 双极电凝器

用于灼烧出血的血管及周围组织，达到止血目的。双极电凝应用到脑缺血模型的制作中极大地方便了实验人员，涉及血管结扎的步骤均可用双极电凝予以解决。

13. 脑立体定位仪

用于对大鼠、小鼠头部的固定并根据图谱及文献确定脑组织核团在颅骨上投影的位置，其垂直方向可 180°旋转并随时锁定任意位置，水平方向可 360°旋转并随时锁定任意位置，可配套微量注射泵、显微摄像装置、颅钻使用。

【实验材料】

1. 实验动物

一般选择雄性 Sprague - Dawley 大鼠，体重在 280 ~ 320g 之间。

2. 所用线栓目前购于公司

亦可以自行制作。自行制作主要选用 4 - 0 或者 3 - 0 的单股尼龙线。

3. 药品

恩氟烷、10%水合氯醛、75%乙醇、生理盐水、安尔碘。

4. 麻醉气体

一氧化二氮、氧气。

5. 手术器械

备皮刀片、棉签，手术刀、刀柄、牵开拉钩、眼科手术剪刀、眼科手术镊子、4-0缝合线、动脉止血夹、鱼线、弯三角缝针、注射器及针头、骨剪、咬骨钳、培养皿、玻片、羽毛牌病理刀片、PE-50导管。

【制作方法】

1. 10%水合氯醛400mg/kg体重，腹腔注射或以70% N_2O 和30% O_2 的混合气体使用4%~5%的恩氟烷诱导麻醉，并用面罩以1%~2%恩氟烷维持麻醉。

2. 大鼠麻醉后，仰卧位固定于手术台上，直肠探针插入肛门4cm左右，使用反馈式保温毯将大鼠体温维持在37℃左右，分离左侧股动脉并插管，抽取血液标本检测血气。

3. 用软皂液湿润大鼠颈部皮毛，用备皮刀片除去大鼠颈部毛发（备皮长度约3cm），沿颈部中线切开皮肤（切口长度约2cm）；仔细分离皮下组织和腺体，暴露胸骨舌骨肌和胸锁乳突肌。

4. 在两块肌肉交界处用眼科手术镊将胸骨舌骨肌翻开即可见跳动的颈总动脉，仔细地将迷走神经和颈总动脉分离并在颈总动脉下穿4-0缝合线备用，手术过程中尽量避免刺激气管和神经，减少手术出血。

5. 沿颈总动脉上行分离颈总动脉周围组织，逐渐暴露颈内动脉和颈外动脉及两者之间的分叉点，暴露并分离颈内动脉和颈外动脉，用电凝器凝断颈外动脉的分支——枕动脉和甲状腺动脉，在颈外动脉下方穿入两股 4 – 0 丝线备用；分离颈内动脉周围的神经和组织至颈内动脉清晰地暴露在手术视野内。

6. 将颈外动脉上远心端的丝线打结拉紧阻断血流，近心端的丝线打结环绕在颈外动脉上；在远心端打结上方用电凝器凝断颈外动脉，用眼科手术剪在打结点和电凝点之间剪断颈外动脉。

7. 用无创动脉夹先后夹闭颈总动脉和颈内动脉，在颈外动脉远心端打结点下方用眼科手术剪剪开一个切口；将带有标记的线栓（在线栓头部 18mm 处做标记）迅速插入切口，将颈外动脉近心端的丝线打结，稍稍固定住线栓即可，并沿颈外动脉下行到颈内动脉和颈外动脉的分叉处。

8. 轻轻牵动远心端节点将颈外动脉的牵至与颈内动脉近直线方向，打开颈内动脉上的动脉夹，缓缓推动线栓进入颈内动脉并前行，遇到阻力即停止推进；此时颈内动脉和颈外动脉的分叉点距离线栓标记 1 ~ 2mm，将颈外动脉上近心端丝线拉紧以固定线栓；打开颈总动脉上的动脉夹，4 – 0 缝合线缝合手术切口。

9. 进行再灌注时，在可清醒状态下，轻轻抽出线栓，当感到明显阻力消失时，表明头端已经抽出颈内动脉进入颈外动脉残端，剪断血管外线栓。

10. 还可以在脑缺血一定时间后，再次麻醉大鼠，打开颈部切口，用无创动脉夹夹闭颈总动脉，打开固定线栓用的丝线，将线栓拔出，电凝颈外动脉残端，再次缝合颈部切口。

11. 在插线栓时亦可通过颈总动脉进栓，之后结扎颈总动脉，最后通过 Willis 环形成再灌注。

【血管内线栓阻断模型的优点】

1. 简单易行、侵袭性小、无须开颅，避免了手术操作对脑组织的直接刺激。

2. 缺血部位较恒定，主要在纹状体和额颞顶叶产生梗死灶。

3. 能对模型的缺血及再灌注的时间进行准确控制，适用于对再灌注损伤的病理生理学机制研究。

4. 大脑中动脉闭塞后 60～90min 内即可产生明显的缺血半暗带，更适合于神经保护药物的研究。

【血管内线栓阻断模型的缺点】

1. 插线栓时可能会因为力度过大导致动脉破裂从而引起蛛网膜下隙出血。

2. 损伤程度个体差异较大，要选择合适直径的线栓，同一批实验动物体重尽量一致。

3. 插入线栓时不可避免的损伤颈内动脉内皮细胞，再灌注后会加强损伤，从而引起血管壁病理性变化，血－脑屏障的通透性也随之改变，并可引起远端血管发生栓塞。

4. 结扎颈外动脉导致咀嚼肌和吞咽肌缺血，从而引起进食困难和体重减轻，对长期的行为学评分造成一定的影响。

5. 线栓插入后可能阻塞其他动脉，脑组织损伤的区域与人群的大脑中动脉梗塞存在差异。

血管内线栓阻断法也可应用于新生儿脑缺血模型的制备。线栓法制作的新生儿脑缺血模型与大鼠线栓模型最大的区别是线栓的直径和插入的深度不同：首先，将直径约 0.2mm 的 7－0 聚丙烯线用砂纸轻轻摩擦成逐渐变细的粗糙面，浸入硅化酯中，理想的处理结果是从 0.2mm 的近端直径 0.18mm 逐渐变细至顶端的为 0.1mm；其次，线栓插入长度自颈内动脉起始部算起，约 7.5～

8.5mm 时，即可阻断大脑中动脉血流。

新生儿发生脑梗死并不常见，但婴儿发生该疾病的也曾有报道，因此用适龄的动物模型评价婴儿及青少年脑栓塞是非常有必要的。7 日龄大鼠脑组织的发育与人类婴儿的发育较为相符，因此最常用的新生儿模型是用 7 日龄大鼠构建的局灶性脑缺血模型。对于新生儿脑缺血模型，还可以通过低氧（缺血）制造模型，即结扎单侧颈总动脉，2h 后置于密封腔中，充以 8% O_2/92% N_2O 混合气，1h 后取出。

二、小鼠血管内线栓阻断模型

小鼠线栓缺血模型制作方法同大鼠线栓模型，主要区别在于线栓直径的大小及插入的深度。

【实验设备】

同前。

【实验材料】

一般选择雄性 C57BL/6 小鼠，体重在 20 ~ 25g 之间。所用线栓目前购于公司。亦可以自行制作。自行制作主要选用 7 - 0 或者 8 - 0 的单股尼龙线。其他同上。

【制作方法】

1. 以 70% N_2O 和 30% O_2 的混合气体使用 4% ~ 5% 的恩氟烷诱导麻醉，并用面罩以 1% ~ 2% 恩氟烷维持麻醉。

2. 小鼠麻醉后，仰卧固定于手术台，直肠探针插入肛门 2cm 左右，使用反馈式保温毯将小鼠体温维持在 37 ℃ 左右，分离左侧股动脉并插管，抽取血液标本检测血气。

3. 用软皂液湿润小鼠颈部皮毛，用备皮刀片除去小鼠颈部毛发（备皮长度约 2cm），沿颈部中线切开皮肤（切口长度约 1cm）；仔细分离皮下组织和腺体；手术显微镜下小心分离颈总动脉和迷走神经，在颈总动脉下穿 5 - 0 丝线备用，手术过程中尽量避免刺激气管和神经，减少手术出血。

4. 沿颈总动脉上行分离颈总动脉周围组织，逐渐暴露颈内动脉和颈外动脉及两者之间的分叉点，暴露并分离颈内动脉和颈外动脉，用电凝器凝断颈外动脉的分支——枕动脉和甲状腺动脉，在颈外动脉下方穿入两股 9 - 0 丝线备用，分离颈内动脉周围的神经和组织至颈内动脉清晰地暴露在手术视野内。

5. 将颈外动脉上远心端的丝线打结拉紧阻断血流，近心端的丝线打结环绕在颈外动脉上，在远心端打结上方用电凝器凝断颈外动脉，用眼科手术剪在打结点和电凝点之间剪断颈外动脉。

6. 将颈总动脉上的丝线打成活结阻断颈总动脉血流，用无创动脉夹夹闭颈内动脉，在颈外动脉远心端打结点下方用眼科手术剪剪开一个切口，将带有标记的线栓（在线栓头部 10mm 处做标记）迅速插入切口，将颈外动脉近心端的丝线打结，稍稍固定住线栓即可，并沿颈外动脉下行到颈内动脉和颈外动脉的分叉处。

7. 轻轻牵动颈外动脉远心端节点将血管牵拉至与颈内动脉近直线方向，打开颈内动脉上的动脉夹，缓缓推动线栓进入颈内动脉并前行，遇到阻力即停止推进；此时颈内动脉和颈外动脉的分叉点位于线栓标记处附近，将近心端丝线拉紧固定线栓；打开颈总动脉上的活结，5 - 0 缝合线缝合手术切口。

在缺血一定时间后，再次麻醉小鼠，打开颈部切口，再次使用 5 - 0 丝线打结阻断颈总动脉血流，然后打开固定线栓用的丝线，将线栓拔出，电凝颈外动脉残端，打开颈总动脉活结再灌注，再次缝合颈部切口。

三、脑血管栓塞动物模型

颅内外大血管栓塞是急性缺血性卒中常见的致病机制，其治疗的关键在于尽早开通阻塞血管、挽救缺血半暗带，目前的血管开通治疗方案包括静脉溶栓、动脉接触性溶栓、动静脉联合溶栓、血管内机械取栓、急性期的血管成形术，或者以上几种方法的结合。目前在上述方法中，使用机械装置取栓具有更高的血管再通率、更长的时间窗及更短的血管再通所需时间等优势，受到了越来越多的关注，成为近年急性缺血性卒中治疗领域的新热点。目前关于适合机械取栓动物模型建立的文献报道很少，且这些方法制作模型的动物多选用的小型啮齿动物，血管的解剖和直径与人体差异较大，不利于患者介入手术材料在模型上操作，其可重复性和可控制性不高，且均只能针对前循环即颈内动脉系统造模，不能高度模拟人的椎－基底动脉系统节段性闭塞造成栓塞性脑梗死的状况，我们经过前期工作的比较和筛选，选择体重为20kg左右的成年杂交犬作为后循环栓塞的动物模型，经过改良，将自体血栓注入法，使栓子固定于一侧椎动脉，得到了非常接近颅内动脉栓塞特征的动物模型，在此模型的基础上，可以方便地进行支架型取栓或导管接触抽吸的机械取栓技术研究，加快新型颅内动脉机械取栓装置的临床应用进程。

【实验动物】

健康成年杂交犬，性别不限，体重20kg左右。

【实验材料与试剂】

血管造影机：型号 WINMEDIC－2000。

高压注射器：型号 PPD220550507，One Medrad Drive 公司，美国。

微导管：型号 Prowler14（直径 0.035inch，长度 150cm），Cordis 公司，美国。

微导丝：型号 Transend（直径 0.014inch，长度 205cm），波科公司，美国。

6F 导引导管：型号 Envoy（直径 0.070inch，长度 100cm），Cordis 公司，美国。

8F 导引导管：型号 Envoy（直径 0.088inch，长度 90cm），Cordis 公司，美国。

血栓阻拦球网：瑞康通医疗器械有限公司，湖南，中国。

造影剂：欧乃派克，通用电气药业（上海）有限公司，中国。

【模型制作】

1. 杂交犬实验前禁食、水不少于 16 小时。

2. 基础神经功能评分：Overall Performance Categorization（OPC，Yuval Leonov，et al）和 Neurologic function deficit scales（NDS，Safar P，et al）。

3. 实验前称重，检查有无外观、发育、肢体运动等异常。选择双上肢肘正中静脉及右侧股静脉建立静脉通道。备皮 10cm^2。安尔碘消毒。持续输注 0.9% 生理盐水 500ml，滴速为 40~80 滴/分，作为应急处理的静脉通路。

4. 术前应用尼莫地平注射液 [50ml（10mg）/支]。预防血管痉挛。用法：3ml/h 持续静脉泵入。

5. 戊巴比妥钠（25g/瓶）用法：氯胺酮 35mg/kg；安定 1.5mg/kg。

6. 采用 TYCO 气管插管（301-75），Savina 型呼吸机。

7. 呼吸机模式 SIMV（synchronized intermittent mandatory ventilation），呼吸频率 15 次/分，吸气时间 1.3s，氧浓度 65%，吸

气潮气量 160ml/次，呼气潮气量 160ml/次，气道峰值压 16kPa。

8. 麻醉后将动物仰卧在 DSA 操作台上，四肢用布条固定，行双侧腹股沟区备皮，碘伏常规消毒后铺无菌巾，双侧股动脉采用 Seldinger 法穿刺，分别置入 6F 和 8F 动脉鞘（彩图 - 1，见书末彩图），鞘内持续肝素盐水冲洗（10U/ml）。

9. 自体血栓的制作：20ml 注射器连接动脉鞘，放出 20ml 全血，加入 2g 硫酸钡，同时轻轻地旋转摇晃注射器（10 ~ 30s），使钡剂自然沉积，以防硫酸钡引起的抗凝作用。将全血连同注射器竖直放置，室温下孵育 2 小时，直至不同血液成分出现分层现象。拔除注射器活塞，弃去上层血清，固体成分分为两层，上层为富含纤维蛋白层。将注射器内血凝块倒入弯盘内。用纱布吸干血凝块表面，使用 11 号手术刀片，将上层血栓仔细切成大小约 $3 \times 3 \times 20mm^3$ 的条状血栓块。将小块血栓用镊子小心送入充满生理盐水的 6F 导引导管头端，并连接上三通及注射器备用。

10. 在 X 线透视下，经 6F 动脉鞘引入超滑泥鳅导丝及 6F 导引导管，导管头端置于主动脉升部，手推造影，造影剂为欧乃派克（碘海醇），总量为 10ml。见主动脉弓、无名动脉、双侧颈总动脉、锁骨下动脉显影良好，走行自然，血管通畅无狭窄。再将导引导管头段超选分别送至双侧椎动脉起始段连接高压注射器进行造影，高压注射器参数：总量 7ml，流速 5ml/s，压力 350kPa。投照体位包括颅外段正位片、颅内段正侧位（图 1 - 4、1 - 5）。确定双侧椎动脉是否存在发育不对称（优势椎），如两侧椎动脉管径有明显区别，则选择优势侧椎动脉进行造模。将特别设计的长度 10mm 和直径 4mm 的专用自膨式血栓滤网预装在输送回收导管的外管中，通过导引导管送至优势侧椎动脉中段释放，使之贴壁于椎动脉（图 1 - 6），固定滤网导丝将 6F 导引导管撤至主动脉弓内。将一根 8F 导引导管从对侧 8F 动脉鞘内送至左椎动脉内，头端距先前放置的血栓滤网近端约2cm，将预先装有自体血栓的6F导引导管送入8F导引导管内，用注射器将血栓缓慢注入椎动脉内，直至血栓滤网近端，造影可见前向血流受阻（图1-7），等待15min使外源性栓子充分着床，从8F导管内撤出6F导引导管，复查造影如血管仍然保持闭塞，则将栓子远端的血栓滤网回收入微导管，缓慢撤出体外。45min后造影复查，如在该次造影时左椎动脉仍然闭塞定义为急性椎动脉闭塞建模成功（图1-8）。血管闭塞的程度在血管造影上以TICI分级来评估。

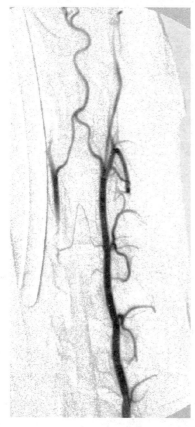

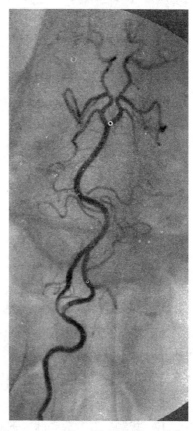

图1-4　椎动脉造影颅外段　　　　图1-5　椎动脉造影颅内段

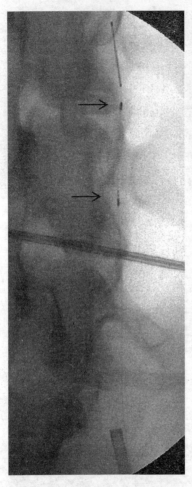 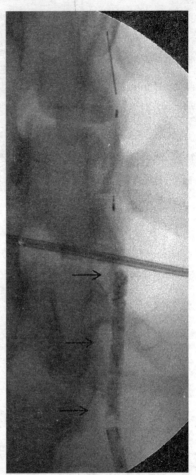

图1-6　预先放置血栓阻拦装置　　图1-7　椎动脉近端注入自体血栓

11. TICI 分级（Thomas Tomsick, et al）：0 级，无前向血流；1 级，动脉干充盈，但远端血管床不充盈；2a 级，远端血管床部分充盈；2b 级，远端血管床缓慢全部充盈；3 级，远端血管床快速全部充盈。

12. 拔鞘，缝合股动脉（褥式缝合），麻醉复苏。

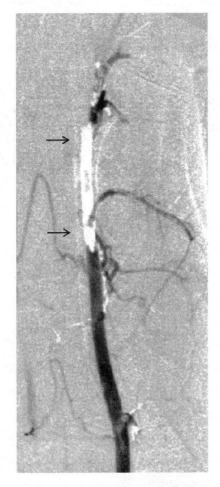

图 1 - 8　椎动脉中断被自体血栓闭塞

13. 复苏后即刻神经功能评分：Overall Performance Categorization（OPC；Yuval Leonov，et al）和 Neurologic function deficit scales（NDS；Safar P，et al）。

14. 造模后 24 小时神经功能评分：Overall Performance Categorization（OPC；Yuval Leonov，et al）和 Neurologic function deficit scales（NDS；Safar P，et al）。

第三节 脑缺血模型神经功能损伤的评价方法

目前在世界范围内，急性缺血性卒中是成人致死致残的主要原因之一。卒中动物模型研究对目前理解大脑缺血的发病机制做出了很大贡献。据报道人类缺血性卒中大脑中动脉（middle cerebral artery，MCA）最常受累，现在线栓法制成的短暂性大脑中动脉阻塞（middle cerebral artery occlusion，MCAO）是最常用的局灶性脑缺血模型。评价脑缺血损伤程度的方法很多，而神经功能缺失的行为学评价是研究脑缺血损伤的重要方法。

大鼠线栓法 MCAO 术后呈现四种不同结果：仅皮质梗死、皮质和基底节区梗死、皮质下基底节区梗死、无梗死。MCAO 影响的区域包括大脑皮质、海马区、纹状体，可引起脑损伤及相关的行为缺损，包括记忆丧失、运动失调、感觉钝化、反应迟钝等。行为学检测出现的症状与体征可反映脑损伤及恢复程度，下面从运动、感觉、记忆和综合评价四方面详细介绍常用评分方法。行为学测试应该由 3 位参加试验的人员分别以单盲法对试验的大鼠进行打分和记录，然后将 3 组的记分结果进行平均后的得分进行统计计算；或者由一个对试验实施过程不了解的观察者对大鼠进行行为学评测，评测需序贯进行。如果大鼠在一次评测中出现恰当的行为，而以后却未出现，按前者记分。行为学评测不仅需要符合要求的器械和设别，而且需要相对安静的环境，避免光线、气味和声音等对动物行为学的影响。

1. Longa 5 级 4 分评分法

0 分：正常，无神经功能缺损。

1 分：左侧前爪不能完全伸展，轻度神经功能缺损。

2 分：行走时，大鼠向左侧（瘫痪侧）转圈，中度神经功能缺损。

3分：行走时，大鼠身体向左侧（瘫痪侧）倾倒，重度神经功能缺损。

4分：不能自发行走，有意识丧失。

2. 改良版 Longa 5 级 4 分评分法

0分：正常，无神经功能缺损。

1分：左侧前爪不能完全伸展，轻度神经功能缺损。

2分：完全不能伸展左侧前爪，中轻度神经功能缺损。

3分：行走时，大鼠向左侧以某点为圆心轻度转圈（圆圈直径较大或呈螺旋样转圈），中度神经功能缺损。

4分：行走时，大鼠以后肢为圆心原地转圈或以某点为圆心严重转圈（圆圈直径较小，直径小于3cm），中重度神经功能缺损。

5分：不能自发行走或站立，身体向对侧倾倒，部分兼有意识丧失，重度神经功能缺损。

该行为学评分方法需要：①安静的评分环境，避免周围声音过多或过大影响动物行为；②宽敞的纯色水平地面和墙面，既能够让动物有足够的空间自由运动，又能避免标记或信号等对动物行为的影响。

3. Berderson 评分法（Berderson test）

给评分方法从肢体放置，侧推抵抗力和平面自由活动对大鼠脑缺血损伤后的行为进行观察。①肢体放置：轻轻抓住大鼠尾部，将大鼠身体尾悬至地面1m处，观察其前肢屈曲情况，轻度腕屈曲、肘伸展、肩内收，重度腕和肘完全屈曲，肩内收并内旋。②侧推抵抗力：将大鼠置于表面覆有塑料压膜纸的软垫上，缓慢在大鼠的肩后给予侧推，直至大鼠前肢滑动几英寸，观察其侧抵抗推力，用此手法在每个方向重复几次；正常或轻度功能损伤大鼠两侧抵抗力相同，严重功能损伤大鼠瘫痪侧抵抗力下降。③平面自由活动：让大鼠在宽敞平面上自由活动，观察其是否存在转圈行为，正常大鼠会有不同方向的探索性活动，受损伤大鼠会持续向瘫痪侧转圈。

0分：大鼠可伸展双上肢向地面，无神经功能缺损。

1分：大鼠左侧前肢屈曲，轻度神经功能损伤。

2分：侧推抵抗力下降，同时伴前肢屈曲，中度神经功能损伤。

3分：侧推抵抗力下降，前肢屈曲，并伴有自发性旋转及重度神经功能损伤。

4. 平衡木试验（beam balance test）

该方法可评价感觉运动反射（尤其是后肢）、肌力、协调性，可反映是否存在皮质损伤，但不能反映脑缺血后白质自发恢复的细微神经功能改变。该评分方法需光线较暗的房间中进行，期间避免外界因素如声音、气味和光线等对动物行为的干扰。大鼠和小鼠平衡木测试的横木规格：大鼠横木（长150cm，宽2.5cm，高2.5cm）和纸箱（长25cm，宽25cm，高20.5cm），横木距离实验台的高度为100cm；小鼠横木（长120cm，宽0.7cm，高1cm）和纸箱（长10cm，宽10cm，高8cm），横木距离实验台的高度为40cm，横木下方铺有泡沫板以防动物跌落摔伤。手术前3d训练动物，确保实验用动物能够在1min内通过平衡木。

采用芬尼（Feeney）等1982年改良的评定量表评估大鼠行为：

0分：大鼠能够正常通过平衡木，肢体不会滑落。

1分：大鼠能够通过平衡木，病灶对侧前肢滑下横木1次（能抱住平衡木）。

2分：大鼠能够通过平衡木，病灶对侧前肢滑下横木次数大于 1 次小于 50%（能抱住平衡木，一只爪子滑落）。

3 分：大鼠能够通过平衡木，病灶对侧前肢滑下横木次数大于 50%（能抱住平衡木，两只爪子滑落，或者在平衡木上旋转 >60s）。

4 分：大鼠试图通过平衡木，但是失败（试图呆在平衡木上，但掉落 >40s）。

5 分：大鼠在平衡木上不动，但可以保持平衡（试图呆在平衡木上，但掉落 >20s）。

6 分：大鼠无法在平衡木上停留（试图呆在平衡木上，但掉落 <20s）。

MCAO 模型制备成功后，在进行平衡木测试时大鼠和小鼠经常蹲坐在平衡木上不主动尝试通过平衡木，或者走到一段距离后在平衡木上转圈不再前进。此时可以轻轻地向后牵拉大鼠或者小鼠的尾巴，诱导大鼠或小鼠通过平衡木。

5. 转棒测试（rota - rod test）

脑缺血模型制备前，使用转棒测试仪训练大鼠和小鼠，确保实验用大鼠和小鼠能够完成评分所用的测试。所使用仪器参考 Stoelting 公司生产的 ugo basile rota - rod。训练方法如下：每天训练三次，训练三天。第一天的三次训练方法相同，起始转速是 0 转/分，然后 30s 内加速到 10 转/分，每次训练时长 5min；第二天的训练，前两次的训练方法与第一天相同，第三次的训练，起始速度为 4 转/分，300 内加速到 40 转/分，每次训练时长 5min；第三天的三次训练方法相同，三次训练的起始速度为 4 转/分，300 内加速到 40 转/分，每次训练时长 5min。于模型制备后第 3d、5d、7d、10d、14d 和 21d 对实验动物进行评分，评分用的转速，起始速度为 4 转/分，300 内加速到 40 转/分，每只动物评价 3 次，记录每只动物可以完成转棒测试的时间、距离和随转棒转

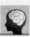

动的转数。

转棒训练和测试时，及时清理转棒上面大鼠或者小鼠的尿液，避免大鼠或者小鼠滑落。

训练以及评分时，可以空出一个通道，如果小鼠或大鼠因为尿液残留滑落时，应及时把其放在备用跑道上继续训练或测试。

6. 肢体放置测验（limb – placement test）

该方法由德莱克（De Ryck）等（1989 年）使用的行为学测试方法改进而来，包括 7 项肢体放置测试，分别评估在触觉和本体觉刺激下，动物前肢作出反应时的感觉运动整合功能。在握住大鼠身体后，靠近桌缘轻轻地上下运动数次，让大鼠的肌肉松弛，减少其挣扎。

（1）提起大鼠尾部，将大鼠悬挂于台子上方 10cm，缓缓地靠近桌面，0 分：双前肢外伸，扑向桌面；1 分：缺血对侧肢体弯向身体，另一侧正常；2 分：缺血对侧肢体紧贴肢体，另一侧正常。

（2）轻轻握住的后肢和后 1/3 的身体，大鼠的头朝向桌面，双前肢放在桌上。将大鼠放置在桌缘，两侧前肢分别被轻柔地下拉，观察其收回和复原放回桌面情况，并观察其移位。0 分：将前肢重新放回到桌缘上；1 分：不能将前肢重新放回到桌缘上。

（3）轻轻握住的后肢和后 1/3 的身体，托起其下颌使头部上抬 45°，避免大鼠眼睛看到桌面或胡须接触桌面。将大鼠的前肢正面轻轻碰触桌缘，观察大鼠前肢的放置情况。0 分：迅速将前肢放到桌缘上；1 分：能将前肢放到桌缘上，反应时间小于 2s；2 分：不能将前肢放到桌缘上，或者反应时间大于 2s。

（4）采用测试 3 的抓握方式，将大鼠侧身与桌缘保持水平，分别用大鼠两侧前肢外侧碰触桌缘，观察大鼠的肢体放置。0 分：迅速将前肢放到桌缘上；1 分：能将前肢放到桌缘上，反应时间小于 2s；2 分：不能将前肢放到桌缘上，或者反应时间大于 2s。

（5）轻轻握住的后肢和后 1/3 的身体，使大鼠的前肢和前 2/3 的身体处于悬空状态，从水平方向缓缓接近桌缘，观察大鼠的前肢放置情况。大鼠朝向桌面，双后肢接触桌缘。0 分：迅速将前肢放到桌缘上；1 分：能将前肢放到桌缘上，反应时间小于 2s；2 分：不能将前肢放到桌缘上，或者反应时间大于 2s。

（6）采用测试 5 的抓握方式，将大鼠侧身与桌缘保持水平，分别从大鼠两侧接近桌缘，观察大鼠前肢的放置情况。0 分：迅速将前肢放到桌缘上；1 分：能将前肢放到桌缘上，反应时间小于 2s；2 分：不能将前肢放到桌缘上，或者反应时间大于 2s。

（7）将大鼠的双前肢放置在桌缘，轻柔的从后面把大鼠推向台子边缘，观察大鼠两侧前肢在桌缘的放置。0 分：大鼠会抗拒推力紧抓桌缘；1 分：大鼠有一定的抗拒能力，但仍不能抓紧桌缘；2 分：大鼠没有任何抗拒能力，不能抓紧桌缘。

7. 转角测试（corner test）

转角实验用于检测动物的感觉运动的非对称性。在实验模型制备 5 天前对动物进行测试，剔除具有转身偏好的动物。转角由长 30cm，宽 20cm，厚度 1cm 的纸板做成。两个纸板形成 30° 的夹角，并在夹角处相连接。将动物面对着夹角放在距离夹角约 15cm 的位置，当动物进入角落后，胡须会碰触到两侧的纸板，然后以后肢站立的方式向上立起，扭转身体向后转向转角开口处。

没有脑缺血损伤的小鼠向左/向右转身的频率相近，但脑缺血损伤的动物会倾向于转向为损伤同侧（右侧）。分别在术后的第 2、3、8 和 24 天转角测试，每次转角测试包含 10 次转身，记录每次动物转身的方向，没有后肢站立的转身不记录在内。根据以下公式计算侧向指数（LI）和术前 5 天的 LI 值 $LI_{(D-5)}$：LI = 向右转的次数 - 向左转的次数/转向的总次数，使用 LI 和 $LI_{(D-5)}$ 计算标准化的 LI 值，标准化 LI 值 = LI + 2/ $LI_{(D-5)}$ + 2。LI 和

$LI_{(D-5)}$ 的正负值体现的是动物向左或向右转身的偏好，$LI_{(D-5)}$ 值极高或者极低，说明该动物在术前具有转身偏好，应该剔除以减少实验误差。当标准化 LI 值为 1 时，说明与术前比较，行为学表现是没有变化的，当该值接近于 2 或者 0 的时候分别表明具有转向同侧（右侧）或者对侧（左侧）的倾向。

8. 胶带清除测试（tape – removal test）

使用胶带清除测试来评价肢体感觉不对称，胶带清除测试分为两个阶段，首先实验前，使用黏性标签检测实验动物未参与实验前是否存在肢体感觉存在不对称性；造模后 1、3、7 和 10 天的时候，对大鼠进行胶带清除测试。胶带清除测试首先在动物饲养笼外进行，在动物两侧前肢的腕部桡侧粘贴具有黏性的刺激物（如直径为 12mm 的 Avery 黏性圆形标签）。随机在动物的左侧或者右侧前肢粘贴标签，放回饲养笼后动物感觉标签后会用自己的牙齿和前肢将标签撕掉。记录大鼠肢体感觉和撕掉到标签的顺序和时间，且每只大鼠进行 4 次测试。两侧前肢感觉到标签的顺序可以反映动物是否对刺激存在对称性偏好。若 4 次测试中，大鼠未损伤侧肢体首先清除标签的概率为 25% 或 75%，则应进行第 5 次测试。术后大鼠损伤侧和未损伤侧前肢感觉会有不同，具体表现为两侧前肢感知到黏性刺激物的时长和顺序不同。当在某一个等级大鼠未损伤侧肢体清除刺激的概率大于 70% 的，该测试等级可参考用于后期肢体不对称感觉测试。

9. 悬空旋转测试（elevated body swing test）

脑缺血导致的神经损伤，表现为对侧躯体运动障碍。悬空旋转测试只需要一个特定的盒子和计数器。将动物放置在盒子里（40cm × 40cm × 35.5cm），让其适应 2min 并且达到正中的位置，以四肢均着地作为标准动作。抓住动物尾巴，将动物悬于台子上方约 10cm 处，保持身体与尾巴垂直（身体与垂直轴夹角左右小于 10°)，动物转动头部带动身体偏离垂直轴任何一侧大于 10°，记作一次旋转。每记录一次后，将大鼠放回盒子休息 30s，连续记录 20 次。统计向左和向右转的次数，计算向左侧或右侧旋转次数的百分比，旋转偏倚行为的标准是向一侧偏转的比例大于等于 70%。

身体旋转经常在 1s 内表现出来，计算的是旋转频率而不是旋转时间。如果动物在悬空后 5s 以上没有开始旋转行为，可以轻柔地捏一下尾巴，以诱发其旋转行为。

10. 圆筒测试（cylinder test）

圆筒测试用于评价脑缺血损伤后，动物两侧前肢的对称性运动。圆筒测试所使用的器材包括适合不同动物的透明圆筒（大鼠圆筒高 30cm，直径为 20cm；小鼠圆筒高 10cm，直径为 8cm），具有慢放和清晰停帧录像功能的相机和两面镜子。将相机、圆筒和镜子摆放好一定的角度，确保相机功能够记录动物在圆筒内站立起身时的所有前肢活动，记录时间为 10 分钟。评估采用盲法进行。动物前肢行为评估标准：①使用后肢站立时，单独使用左侧或者右侧前肢去碰触圆筒壁，开始移动身体或者以垂直姿势侧向移动身体并保持平衡。②使用后腿站立后，单独使用左侧或者右侧前肢着地。③使用后腿站立时，同时使用两侧前肢碰触圆筒壁，并沿着筒壁侧向移动。④使用后腿站立后，同时使用两侧前肢着地。如果后肢站立时无法判断是单独使用一侧肢体或者同时使用两侧肢体，这次的动作可以不计数。

模型制备前，可按照上述标准对动物进行测试，以保证实验所用动物可以完成圆筒测试和剔除前肢对称性运动偏好的动物。

计算方法：健全前肢的动作次数作为观察到的肢体在墙壁上总的使用次数中的一部分（I），患侧前肢的动作次数作为观察到的肢体在墙壁上总的使用次数中的一部分（C），两侧前肢同时使用的次数作为观察到的肢体在墙壁上总的使用次数中的一部分（B）。

11. 水平阶梯行走测试（ladder rung walking test）

水平阶梯测试通过熟练的行走同时评估大鼠前肢和后肢运动功能。动物需要根据水平阶梯的横档间距周期性变化来调整步伐，以维持正常行走。横档间距的变化是防止动物记忆阶梯的绝对和相对位置，尽量减少动物通过学习补偿能力障碍。横档间距的变化保证水平阶梯测试可以在长期研究中反复应用。水平阶梯测试可以定性定量描述动物前后肢的功能障碍，包括肢体放置、行走和协调功能。一侧肢体的行走错位或代偿是另一侧肢体的放置失误的代偿措施。

水平阶梯步行实验仪器由有机玻璃侧墙和金属阶梯（直径3mm）组成，阶梯间距最小是1cm，墙高20cm（墙壁顶部距离阶梯的距离为19cm），长1m。阶梯放置在距离地面30cm的架子上，实验前对动物进行训练，让动物适应测试时阶梯离地的高度。玻璃侧墙的宽度根据动物的身体宽度进行调整，只比动物身体宽1cm，以防止动物掉头。

调整阶梯间距调节测试的水平阶梯测试的难度。常规模式下，阶梯间的间距为2cm（A），非常规模式下，阶梯间的间距为1~5cm不等。非常规模式由5种不同组成方式，可以保证所有动物的测试难度相同以及测试结果的可比性。通过数次常规模式（A）下的训练，让动物学习并预测阶梯间距。非常规模式的测试，每次通过不断地改变阶梯间距防止动物记忆阶梯间距。在阶梯下面，动物的腹侧放置摄像机，以同时可以记录动物四肢运动的角度为佳。将摄像机快门数度设置在500~2000s，视频回放时以30F/s慢放镜头进行记录分析。

前后肢放置失误的定性评价可以通过动物的落脚失误评分来

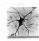

计算，落脚失误评分需要慢放录像一一统计。统计过程中，每个肢体连续迈步时才能纳入统计。因此，每次止步前的最后一步，不论是正常落脚或落脚失误，再次迈步时的第一步和阶梯最后一步都不纳入统计。肢体放置得分以肢体在阶梯上放置位置和放置准确性作为标准。

落脚失误评分标准：

0分：完全跌落。落脚时没有接触阶梯，肢体陷在了阶梯之间，身体失去了平衡，完全跌落。

1分：严重滑落。落脚时肢体放置在阶梯上，但滑落失重并跌落。

2分：轻微滑落。落脚时肢体刚放置在阶梯上，但落稳脚时却滑落失重但并未导致跌落和步伐乱掉。动物可以在这种情况下维持身体平衡和步态协调。

3分：落脚换置。落脚时肢体放置在阶梯上，但并未落稳便迅速移到另一阶梯上。

4分：落脚调整。落脚时以某一阶梯为落脚点，但却放置到另一个阶梯上；或者肢体放在了另一个阶梯上，又迅速移回预订落脚点。

5分：部分放置。动物落脚时，前肢的腕部或指头，后肢的脚跟或脚趾放置在阶梯上。

6分：正确放置。动物落脚时，前肢或者后置的掌心放置在阶梯上，完全支撑身体重量。

当同一镜头中有多个落脚失误时，记录最低得分。例如：某一肢体的前一步评分为3分，后一步评分为1分，则记录为1分。如果动物跌倒后，只记录一个肢体的错误，动物重新正确放置肢体，再次连续行走后，在记录其他肢体错误。单独记录每个肢体的放置失误评分总和和肢体连续行走的步数。计算每步肢体放置失误评分，将 5 次测试的评分总和，作为定量分析的第一参数。定量分析的第二参数为动物完成整个水平阶梯测试所用的平均时间。将动物放置在水平楼梯后动物开始行走后开始计时，去除动物中间停顿的时间，计算完整通过水平楼梯的时间。

前肢放置评分：前肢放置评分的前提是前肢掌心正确放置在阶梯上，前肢垂直于阶梯，并支撑身体。根据前肢指头抓握的程度分为三个等级的评分。

0 分：前肢指头与阶梯呈 90°。

1 分：前肢指头与阶梯呈 45°。

2 分：前肢指头紧紧地握住阶梯。

同样进行 5 次测试，然后计算均值用于统计分析。

12. Morris 水迷宫实验

Morris 水迷宫（Morris water maze，MWM）实验是英国心理学家 Richard Morris 于 1981 年设计用于大脑学习记忆机制的研究，是行为神经科学常用的测试实验动物学习记忆能力的最重要评价方法之一。通过强迫实验动物（大鼠和小鼠）在水池中不断地游泳，学习寻找水面下的隐藏平台，测试实验动物对空间位置和方向（空间定位）的学习记忆能力。以逃避潜伏期（大鼠找到平台的时间）及游泳路径评估动物的学习记忆能力，以游泳速度（游泳路径/逃避潜伏期）评估小动物的运动能力，不仅可以系统客观全面地反映实验动物空间认知水平，而且可以区分其学习记忆障碍、感觉障碍和运动障碍。

水迷宫测试使用的仪器包括圆形水池（直径 120cm，高 60cm）、圆柱形透明平台（直径 10cm，高 40cm）和图像自动采集和处理系统（摄像机、电脑和相关处理软件）。将水池四等分，定为 4 个象限，平台放置在第一象限距离池壁 30cm 处。水迷宫测试在安静和光线昏暗的室内进行，测试期间保持测试环境不变，给动物一个固定的认知"参考系"。测试时，向水池内注入一定量的自来水，使液面高于平台 1.5 cm，水温保持在 (25 ± 1)℃，液体颜色根据动物毛发色而定。

测试方法：Morris 水迷宫测试包括定位航行试验（place navigation）和空间探索（spatial probe）试验两个部分。其中定位航行试验是在每个象限中设置 1 个固定入水点，将动物面向池壁从 4 个固定入水点放入水中，记录其寻找到水面下平台的时间（逃避潜伏期，escape latency），评价空间学习和记忆能力。空间探索试验是在定位航行试验后去除平台，在任选一个入水点将大鼠放入水池中，记录其在一定时间内的游泳轨迹，用于评价动物对平台的记忆能力。训练和测试前需要对动物进行适应性训练，让动物在无安全平台的情况下自由游泳 2min 以适应周围环境。

（1）定位航行试验（place navigation）：连续 5 天对动物进行训练，每天训练 4 次，每次间隔 1h。训练时，将大鼠随机从四个不同象限入水点头朝池壁放入，观察并记录大鼠爬上平台的轨迹图、游泳速度及所需时间（潜伏期，platform - finding time）。将 60s 设定为潜伏期的最长时长，如果 60s 内到达平台，记录准确时间，并允许动物在平台上停留 30s 强化记忆；如果 60s 内未到达平台，逃避潜伏期以 60s 记录，并由实验者将其引导至平台停留 30s。每次实验后将大鼠用毛巾擦干放入笼中，取每日 4 次训练平均值作为当日的逃避潜伏期。通过观察其逃避潜伏期长短，比较各组的平均潜伏期，评价大鼠空间学习记忆能力。

（2）空间探索实验（spatial probe）：训练结束后去除隐藏在水下的平台，然后随机选择一个象限作为入水点将大鼠放入水池中，观察并记录大鼠的游泳速度，60s 内的游泳轨迹及 60s 内大鼠在原平台象限停留时长和所有象限中的总时长，计算目标象限时长百分比。每次实验后将大鼠用毛巾擦干放入笼中。记忆功能正常的动物会在 60s 内在原平台所在象限反复寻找平台，存在记忆功能障碍的动物则在水迷宫中慢无目地寻找平台。

动物在水迷宫的搜索策略上，可分为四种：直线式、趋向式、随机式及周围式。正常对照组和假手术组大鼠经过训练学习后，基本均呈现为直线式的寻找平台策略，而模型组大鼠呈现周围式和随机式，游过路程明显延长，说明其对于空间学习的能力明显下降。

13. 神经损害严重程度评分（neurological severity score, NSS，表 1 −1）

表 1 − 1 神经损害严重程度评分表（NSS）

运动功能测试	评分
从尾部提起大鼠（共 3 分）	
前肢屈曲	1
后肢屈曲	1
头部在 30s 内上仰超过 10°	1
将大鼠放于平台上（正常 0 分；最多 3 分）	
正常爬行	0
围绕偏瘫侧打转	2
向偏瘫侧跌倒	3
感觉测试	
浅感觉测试（视觉和触觉测试）	1
本体感觉测试（深感觉，将患肢置于桌子边缘，动物无肢体收缩反应）	1
横杆平衡测试（正常 0 分；最多 6 分）	
平衡	0
抓住横杆一侧	1
抱住横杆，一肢体掉下	2
抱住横杆，二肢体掉下或抱横杆旋转 >60s	3
尽力平衡，但失败掉下（>40s）	4
尽力平衡，但失败掉下（<20s）	5
掉下（<20s）	6

续表

运动功能测试	评分
反射和异常动作	
耳廓反射（刺激耳道后摇头）	1
角膜反射（棉花刺激角膜后眨眼）	1
惊吓反射（听到突然声响后运动反射或尖叫）	1
抽搐，肌阵挛，肌张力异常	1

最高分 18

注：无法完成其中一项任务或其中一项反射缺失则给予 1 分。13 ~ 18 分提示严重损害；7 ~ 12 分提示中度损害；1 ~ 6 分提示轻度损害

14. 12 分评分法（表 1 - 2）

表 1 - 2　12 分神经功能评分法

	0 分	1 分	2 分
姿势反射	无明显梗死症状	梗死对侧肢体屈曲	梗死对侧肢体内收
肢体放置障碍			
视觉			
前方	前肢迅速放置在桌面上	反应延迟，延迟时间 <2s	反应延迟，延迟时间 ≥2s
侧方	前肢迅速放置在桌面上	反应延迟，延迟时间 <2s	反应延迟，延迟时间 ≥2s
触觉			
鼠爪背面	前肢迅速放置在桌面上	反应延迟，延迟时间 <2s	反应延迟，延迟时间 ≥2s
鼠爪侧面	前肢迅速放置在桌面上	反应延迟，延迟时间 <2s	反应延迟，延迟时间 ≥2s
本体感觉障碍	两侧肢体抵抗力一致	梗死对侧肢体抵抗力较弱	梗死对侧肢体完全无抵抗力

15. Garcia 实验

Garcia JH 评分从大鼠自主运动、体态对称性、前肢伸展功

能、网屏实验、身体双侧触觉、双侧胡须反射等 6 个方面评定大鼠神经功能损伤程度，功能正常时得分最高 18 分，具体评分见表 1-3。

表 1-3　Garcia JH 评分法

实验	0	1	2	3
自主运动（将大鼠放入笼中观察 5min）	无自主运动	很少运动	运动并触及至少一侧笼壁	运动并触及至少三侧笼壁
体态的对称性（提起尾部使之悬空，观察四肢状态）	患侧无运动	患侧轻微运动	患侧运动较迟缓	双侧体态对称
前肢伸展运动（悬尾使后肢悬空，前肢移向桌子，使之仅靠前肢行走，观察前肢伸展运动）	左前肢无伸展运动	左前肢轻微伸展	左前肢有伸展运动，但弱于右侧	两侧伸展对称
网屏实验	—	不能爬上	左侧劣势	正常攀爬
两侧身体触觉反射		左侧无反应	左侧反应弱于右侧	反应性相同
两侧胡须触觉反射		左侧无反应	左侧反应弱于右侧	反应性相同

参 考 文 献

[1] 刘小蒙，王荣亮，罗玉敏. 大鼠脑缺血神经功能缺失行为学评价的研究进展. 中国脑血管病杂志. 2012，9（4）：208-212.

[2] Bederson J. B., Pitts L. H., Tsuji M., et al. Rat middle cerebral artery occlusion: evaluation of the model and development of a neurologic examination. Stroke. 1986,17(3):472-476.

[3] De Ryck M, Schallert T, Teitelbaum P. Morphine versus Haloperidol cata-

lepsy in the rat: A behavioral analysis of Postural support mechanisms. BrainRes1980, 201: 143 – 172.

[4] Whishaw IQ, Schallert T, Kolb B. Ananalysis of feeding and sensorimotor abilities of rats after decortication. J Comp Physiol Psychol 1981, 95: 85 – 103.

[5] Komotar R. J. , Kim G. H. , Sughrue M. E. , et al. Neurologic assessment of somatosensory dysfunction following an experimental rodent model of cerebral ischemia. Nature Protocols, 2007; 2 (10): 2345 – 2347.

[6] Schallert T, Fleming SM, Leasure JL, Tillerson JL, Bland ST. CNS plasticity and assessment of forelimb sensorimotor outcome in unilateral rat models of stroke, cortical ablation, parkinsonism and spinal cord injury. Neuropharmacology, 2000, 39: 777 – 787.

[7] Gerlinde A. Metz, Ian Q. Whishaw. The Ladder Rung Walking Task: A Scoring System and its Practical Application. Journal of Visualized Experiments 2009, Jun 12; (28): 1 – 4.

（段云霞，黄语悠，闫峰，罗玉敏，首都医科大学宣武医院）

第二章 阿尔茨海默病动物模型

第一节 阿尔茨海默病概述

阿尔茨海默病（Alzheimer's disease，AD）是慢性进行性中枢神经系统变性病导致的痴呆，是痴呆最常见的病因和最常见的老年期痴呆，其临床表现主要为渐进性记忆障碍、认知功能障碍、人格改变及语言障碍等神经－精神症状，严重影响患者的社交、职业与生活功能。AD 的病因不明、发病机制极其复杂，其主要病理特征为 β 淀粉样蛋白沉积形成的细胞外老年斑（senile plaque，SP）和 tau 蛋白过度磷酸化形成的神经细胞内神经元纤维缠结（neurofibrillary tangles，NFTs），同时出现大脑神经元死亡、神经突触丢失和反应性胶质细胞增生等重要病理变化。

阿尔茨海默病是最常见和最主要的脑变性疾病，随着全球人口老龄化程度加剧，AD 的发病率呈逐年上升趋势。多数资料显示 65 岁以上人群患病率约为 5%，85 岁以上为 20%，女性患病率约 3 倍于男性。目前在世界范围内约有 1500 万人罹患 AD，65 岁以上老年人中 AD 发病率以每年 0.5% 的速度稳定增加，85 岁以上老年人则以每年 8% 的速度增长。严重危害老年人的身心健康并影响生存质量，给患者造成深重的痛苦，给家庭及社会带来沉重的负担，已成为严重的社会问题，引起各国政府和医学界的普遍关注。

　　AD 的病因及发病机制尚未阐明，多种因素可能参与致病，如遗传因素、神经递质、免疫因素和环境因素等。目前 AD 的几种主流病因假说有：①胆碱能学说；②微管相关蛋白 Tau 功能异常学说；③胰岛素学说；④基因突变学说；⑤Aβ 级联反应学说；⑥炎症免疫学说；⑦衰老学说；⑧铝中毒学说等。

（马舒贝，孙威，陈忠军，大连市中心医院）

第二节　模拟胆碱能损伤 AD 动物模型

　　基底前脑胆碱能神经元、海马和皮质及它们之间的通路，是学习记忆功能的重要结构基础。脑内胆碱能神经系统的退化是 AD 学习记忆功能减退的主要原因之一，是痴呆的重要原因之一，故损伤 Meynert 基底核（NBM）的方法被广泛用于模拟 AD 模型。

　　模拟胆碱能损伤动物模型的制作方法有物理方法和化学方法。物理方法主要有采用外科手术切断大鼠穹窿 – 海马伞和电、热手段损伤大鼠的 MBN。化学方法主要是采用 MBN 注射乙酰胆碱受体阻断剂和兴奋性毒素等。

一、双侧切断穹窿 – 海马伞 AD 动物模型

【实验设备】

1. 麻醉设备

　　台式呼吸麻醉机，具有氧气及一氧化二氮气源及接口，蒸发器精度 0.5%，气体控制器控制流量范围 0.2 ~ 4L/min。蒸发器为

完全不锈钢材质适用于异氟烷等多种麻醉药，适用于大鼠、小鼠面罩及连接管对实验动物实施麻醉，使实验人员可以顺利进行科学研究，减少实验动物的痛苦。

2. 小动物呼吸支持设备

呼吸频率：30～150 次/分，呼吸比：1:1，体重范围：250g～10kg，潮气量：20～30ml/次。维持动物在麻醉状态下的呼吸稳定。

3. 生命体征监测设备

反馈式保温毯：用于将麻醉状态下的动物肛温维持在正常状态下，保温毯的温度应在 35～42℃之间，保温毯尺寸应在15cm×20cm 左右，肛温探头直径2mm，长度2m。

4. 生理记录仪

用于记录手术过程中动物的有创血压、心电等生理指标。

5. 脑温监测仪

脑血管病动物模型中，脑温的控制直接影响着模型的成功率，低温会造成脑损伤减轻，有保护作用，而温度过高会加重脑损伤的程度，所以保持脑组织温度恒定对于后续的研究起着决定性作用。

6. 血气分析仪

在实验过程中采集实验动物的动脉血液，检查实验对象的血气是否正常，及时调节呼吸机的呼吸频率及潮气量，使动物能够在机体生理指标正常的情况下接受实验。

7. 电子秤

动物称重对于麻醉及后续的研究都是必需的。应该选取最大量程500g 的电子天平。

8. 脑模具

美国 Kent Scientific Corp，成年脑模具。

9. 行为检测工具

Morris 水迷宫：Morris 水迷宫主要由水池和记录系统两大部分组成。水池直径 130cm，高 50cm，池内水深 30cm，水温保持在 (24±2)℃，水面覆盖一层直径 0.5cm 大小塑料泡沫颗粒。水池放置在房间的中央。池壁上依次标上 N、E、S、W 字母，将水池分为四个象限，任选一象限放置平台（平台与圆心和池壁等距）。平台由透明有机玻璃制作，圆形，直径 10cm，高 28cm，没于水下 2cm，记录系统包括摄像机、监视器和录像系统，摄像机装在水池上方 3m 处，小录音机提供固定的背景音乐，减少噪音干扰。

10. 外科手术设备

（1）药品：恩氟烷、10% 水合氯醛、75% 乙醇、生理盐水、安尔碘。

（2）麻醉气体：一氧化二氮、氧气。

（3）手术器械：备皮刀片、棉签，手术刀、刀柄、牵开拉钩、眼科手术剪刀、眼科手术镊子、4-0 缝线、动脉止血夹、鱼线、弯三角缝针、注射器及针头、骨剪、咬骨钳、培养皿、玻片、羽毛牌病理刀片、PE-50 导管。

（4）手术显微镜：采用光学镀膜处理，具全光路复消色像差功能，显微镜倾斜角度由 -30° 到 +120°，主镜双目镜筒 0°~180° 角度可调，物镜可选 200/250/300/350/400mm，物镜为可调焦物镜，调焦范围 40mm，主镜采用手动、无极连续可调变焦方式，五步变倍调节，变倍比 1:6，2.7×~17×（10 倍目镜，250mm 物镜），视野最大直径 76mm，最小直径 12mm（10 倍目镜，250mm 物镜），照明范围直径在 40~90mm，照明系统光源采用两个 12V 100W 卤素灯，光源具有自动开关，进入工作位置自动点亮，离开工作位置自动熄灭，亮度可以无级调控，在主光源发生故障时备用灯泡会自动切换到工作状态，保证实验的顺利进行，手术显微镜的使用可以使实验人员更加清晰地观察手术部位，精确分离所需要的组织，减少对周围组织的伤害，提高手术的成功率。

（5）双极电凝器：用于灼烧出血的血管及周围组织，达到止血目的，双极电凝应用到脑缺血模型的制作中极大地方便了实验人员，涉及血管结扎的步骤均可用双极电凝予以解决。

（6）脑立体定位仪：用于对大鼠、小鼠头部的固定并根据图谱及文献确定脑组织核团在颅骨上投影的位置，其垂直方向可180°旋转并随时锁定任意位置，水平方向可360°旋转并随时锁定任意位置，可配套微量注射泵、显微摄像装置、颅钻使用。

【实验材料】

雄性大白鼠（SD 或 Wistar 鼠种），3～5 月龄，体重 250～300g。

【制作方法】

1. 10% 水合氯醛 400mg/kg 体重腹腔注射麻醉，或用 4%～5% 的恩氟烷诱导麻醉，并用面罩吸入 1%～2% 恩氟烷于 70% N_2O 和 30% O_2 的混合气体中维持麻醉。

2. 动物麻醉后，将大鼠俯卧固定于脑立体定位仪上，将直肠探针插入肛门 4 cm 左右，使用温控垫将大鼠体温维持在 37℃ 左右。

3. 取颅顶正中备皮，使用安尔碘做皮肤消毒，75% 酒精脱碘，沿着中线切口，暴露出颅骨。

4. 参照脑立体定位仪图谱（Paxinos G and Watson C），在前囟后 2.2～2.5mm、中线左侧 1mm 处，用电动开颅器钻开颅骨，切开硬脑膜。

5. 用自制的双刃刀片（剃须刀片制作）先置于上述部分的

脑表面，接着降刀4.5mm，外移1mm，然后再降刀1mm，外移1.5mm，最后上下抽动双刃刀约20次，依次切断胼胝体缘、扣带回、背侧穹窿－海马伞。

6. 留刀3min后退出刀片，手术中要避免损伤上矢状窦，并观察有否出血现象，缝合头皮。

7. 另一种损害方法是分离和移除一部分大脑皮质，直接暴露穹窿，直视下切断穹窿或移除一段（1mm）穹窿。

【行为学评价】

迷宫测试显示该模型鼠的获取能力和记忆能力均较对照组明显降低。

水迷宫的介绍已经在第一章中详细介绍。此处介绍一下Y迷宫。

Y迷宫是20世纪60年代开始使用的一种常见的研究啮齿类动物的行为学手段。它是根据啮齿类动物喜阴暗的天性，给予电刺激迫使其逃离阴暗区、趋向光亮区，从而建立与本能相反的一种行为方式，可用于测试动物的工作记忆。常在生理学、药理学及病理生理学实验中用于测量动物的学习记忆能力。

Y迷宫由三等分辐射式迷路箱和控制仪组成。迷路箱由等长的Ⅰ、Ⅱ、Ⅲ三个臂和其交界区组成。箱底铺设直径0.2cm、长14cm、间距1cm的电栅。臂的内壁均贴有可导电的薄层铜片。每臂长45cm，顶端各装一盏15W的刺激信号灯。Y型迷宫的控制面板有电压控制按钮、延时控制按钮和Ⅰ、Ⅱ、Ⅲ、0四个琴键，当分别按下Ⅰ、Ⅱ、Ⅲ键时，相应臂的信号灯亮，此时该臂不通电为安全区（红灯区），另外无灯光的两臂及交界区均通电而成为非安全区（电击区）。按下0键，则三臂均不通电，但交界区通电。实验开始时，让大鼠在起步区（大鼠开始所在的臂）

适应 3 ~ 5min，然后按一定规律或随机转换琴键开关以变换安全区与电击区的位置，观察动物学会逃离电击区而进入安全区的反应能力。大鼠受电击逃离起步区后可能跑向非安全区，并在电击作用下最终才跑至安全区（被动回避反应），故会出现错误反应。多次训练后，安全区灯亮，电刺激尚未开始时，大鼠立即逃往安全区，即为形成明暗辨别条件反射（主动回避反应）。

训练方法：

1. 筛（预）选

（1）将大鼠放入 Y 型迷宫箱中适应 3 ~ 5min 后，给予适当电击，至其对 3 臂均探索进入为止，选择活跃、对电击反应较敏感、逃避反应迅速者供测试用。淘汰反应过于迟钝或特别敏感的大鼠。

（2）预选出达到连续 2 次正确反应电击次数 ≤ 3 次、对电击反应较敏感的大鼠供实验用。

（3）在上述初步筛选的基础上，通过正式迷宫训练，淘汰达不到学会标准（学不会）的大鼠。因为有些大鼠本身存在学习记忆障碍，而仅仅通过前两项筛选难以发现，所以严格来说，第三种筛选方法是最彻底的，但这种方法只能对大鼠进行记忆保持（再现）能力的测试。因为在进行实验处理（建模或给药）前，所有被挑选下来的大鼠都通过了学习测试。

2. 学习测试

（1）随机休息法：安全区以无规则次序变换，以训练大鼠辨别灯光刺激及安全方位的能力。大鼠受电击后逃至安全区后，灯光继续作用 10 ~ 15s，熄灯后结束一次测试，大鼠所在支臂就作为下一次测试的起点，两次测试时间间隔为 30s 或休息 1min 后再予以第 2 次测试，依次重复。正确反应次数定为 A，以 A/10 表示记忆保持的能力，此值越高说明记忆力越好。测试至达连续

9/10标准。

（2）随机不休息法：安全区以无规则的次序变换。开始时对大白鼠所在支臂与另一支臂通电，动物在电击下逃窜至灯光区后，再保持10s或30s为一次测试。然后以动物所在支臂为下次测试的起始位置进行下一次测试。

（3）顺序法：三臂末端小区按Ⅰ－Ⅱ－Ⅲ－Ⅰ臂轮流作为起步区或安全区。

以上具体方法还可以进一步划分为两类：①每天固定训练次数，一般为20次，连续训练3~4天，大鼠一般都能达到学会标准。②不固定训练次数，采取分段连续训练法，即每训练10次，休息1 min，连续训练直到学会为止，训练在一天内完成。一般第一类方法较为多用。

3. 记忆保持（再现）测试

学习测试24h、48h、7d、30d后，再以同样方法测试至9/10标准。

【生化指标评价】

动物存活1~2周，灌注杀死动物，取基底前脑组织切片，用胆碱乙酰转移酶（ChAT）免疫组化方法验证，损伤同侧内侧隔核胆碱能神经元较对照侧减少50%~60%左右，斜角带垂直支约减少40%。同时，损伤侧海马内胆碱能纤维（AchE染色）明显减少。

二、双侧电解基底核AD动物模型

1. 10%水合氯醛400mg/kg体重腹腔注射麻醉，或用4%~5%的恩氟烷诱导麻醉，并用面罩吸入1%~2%恩氟烷于70% N_2O和30% O_2的混合气体中维持麻醉。

2. 动物麻醉后，将大鼠俯卧固定于脑立体定位仪上，将直肠探针插入肛门 4cm 左右，使用温控垫将大鼠体温维持在 37℃ 左右。

3. 取颅顶正中备皮，使用安尔碘做皮肤消毒，75% 乙醇脱碘，沿着中线切口，暴露出颅骨。

4. 参照脑立体定位仪图谱（Paxinos G and Watson C），在前囟前 2.0mm、中线外 2.5mm 处，用电动开颅器钻开颅骨。

5. 在上述位置，从硬脑膜表面垂直刺入 7mm 无菌针状电极，用 1mA 直流电刺激 30s。

6. 缝合切口。

三、鹅膏蕈氨酸损害 AD 动物模型

鹅膏蕈氨酸（Ibotenic acid，IBO）是一种谷氨酸受体激动剂，具有强烈的神经兴奋毒性作用，通过与神经元胞体或树突上的 NMDA 受体相结合导致神经元中毒性损伤而溃变。基于基底前脑神经元丢失在衰老和 AD 有关的认知缺失中的重要作用，以谷氨酸类似物微量注射到基底前脑导致其神经元溃变和认知缺陷，在大鼠和猴都已可以被模拟了。制作 AD 模型最常用的谷氨酸类似物主要有海人酸（Kainic acid，KA）、IBO 和使君子氨酸（QUIS）。其中 IBO 为首选，尽管 IBO 和 QUIS 都能造成基底前脑胆碱能神经元溃变，但只有 IBO 能恒定地损害动物与学习记忆有关的行为执行。基底前脑细胞对 KA 的敏感性较低，故用量较大，易引起动物死亡，并往往在导致基底前脑细胞损害的同时引起其他部位神经元（如海马锥体细胞）的死亡。

【实验设备】
同上。

【实验材料】

以 SD、Wistar 或 Long – Evant 等纯种大鼠皆可，鼠龄以 3～5 个月或 18～22 个月为宜，体重 300g 左右。

【制作方法】

1. 10% 水合氯醛 400mg/kg 体重腹腔注射麻醉，或用 4%～5% 的恩氟烷诱导麻醉，并用面罩吸入 1%～2% 恩氟烷于 70% N_2O 和 30% O_2 的混合气体中维持麻醉。

2. 动物麻醉后，将大鼠俯卧固定于脑立体定位仪上，将直肠探针插入肛门 4cm 左右，使用温控垫将大鼠体温维持在 37℃ 左右。

3. 取颅顶正中备皮，使用安尔碘做皮肤消毒，75% 乙醇脱碘，沿着中线切口，暴露出颅骨。

4. 参照脑立体定位仪图谱（Paxinos G and Watson C），选择双侧 Meynert 基底核为注射区，定位坐标：前囟后 1.0mm、中线旁各 2.6mm，硬脑膜下 7.5mm。

5. 在坐标点周围用电动开颅器钻开颅骨，缓慢垂直进针至靶点，缓慢注射 IBO 0.5μl（0.05M），注射时间持续 2～3min，留针 5min 以便溶液充分扩散。

6. 缓慢退针，缝合头皮，注意手术过程无菌操作。

7. 动物存活 1 周后以相同坐标行对侧损害注射。

四、免疫毒素切除基底前脑胆碱能细胞 AD 动物模型

免疫毒素（immunotoxin）192 – IgG – SAP 能够选择性地破坏基底前脑的胆碱能细胞，而留下基底前脑的其他化学属性的细胞成分，如 GABA、P 物质和丙苷肽等阳性神经元。192 – IgG – SAP 是由抗大白鼠的低亲和神经营养因子受体（p75）的抗体 Mab

（192－IgG）与 Saporin 相结合而成，SAP 是一种来自植物种子的核糖体失活蛋白。192－IgG 能够被 BF 胆碱能神经元选择性的摄取，进入细胞后 Saporin 逃漏出细胞的内化池，通过破坏蛋白合成酶系统杀死胆碱能细胞。

【实验设备】

同前。

【实验材料】

选用纯种 SD、Wistar 或 Long－Evants 大鼠均可，体重250～300g。

【制作方法】

1. 10% 水合氯醛 400mg/kg 体重腹腔注射麻醉，或用 4%～5% 的恩氟烷诱导麻醉，并用面罩吸入 1%～2% 恩氟烷于 70% N_2O 和 30% O_2 的混合气体中维持麻醉。

2. 动物麻醉后，将大鼠俯卧固定于脑立体定位仪上，将直肠探针插入肛门 4cm 左右，使用温控垫将大鼠体温维持在 37℃ 左右。

3. 取颅顶正中备皮，使用安尔碘做皮肤消毒，75% 酒精脱碘，延着中线切口，暴露出颅骨。

4. 参照脑立体定位仪图谱（Paxinos G and Watson C），门齿线在耳杆水平下 3.3mm，选择双侧脑室为注射区，定位坐标：前囟后 0.3mm，中线旁 1.3mm，硬脑膜下 3.6mm。

5. 在坐标点周围用电动开颅器钻开颅骨，缓慢垂直进针至靶点，缓慢注射 192－IgG－SAP，每侧 100ng，1μl，注射时间持续 2～3min，留针 5min 以便溶液充分扩散；也可直接行内侧隔核内注射 10ng/0.03μl。注射时间持续 2min，留针 5min。

6. 缓慢退针，缝合头皮，注意手术过程无菌操作。

【行为学评价】

行为测试显示经 192 – IgG – SAP 处理的大鼠学习记忆能力受到明显损害。

【病理组织学评价】

5 ~ 7 天后杀死动物，制作基底前脑切片，用胆碱乙酰转移酶免疫组化方法显示海马皮质的胆碱乙酰转移酶大量减少，同时伴有基底前脑胆碱能神经元数目的减少。

五、腹腔注射东莨菪碱（大、小鼠）

胆碱能神经系统活动中两种重要的乙酰胆碱受体分别是毒蕈碱型受体（M 受体）、烟碱型受体（N 受体），以胆碱能学说为基础，阻滞乙酰胆碱 M 受体构建 AD 动物模型。大鼠腹腔注射乙酰胆碱 M 受体拮抗剂(如东莨菪碱)，可阻断大脑皮质中神经递质乙酰胆碱与胆碱 M 受体的结合,造成胆碱能神经系统功能障碍、记忆力减退。

【实验设备】

同上。

【实验材料】

雄性 Wistar 大鼠，体重 220 ~ 250g。

【制作方法】

按照 1.5mg/kg 腹腔注射氢溴酸东莨菪碱，造成大鼠记忆障碍模型，利用 Morris 水迷宫行为测试判断造模是否成功。

（范志彬，首都医科大学宣武医院）

（马舒贝，孙威，陈忠军，大连市中心医院）

第三节　衰老动物模型

AD 是一种年龄相关的疾病，衰老因素在 AD 发病过程中扮演着重要角色，衰老所特有的病理生理变化及其他病变的影响，是用年轻动物制作的动物模型所不能替代的。近年来比较流行的模型之一是用老年的灵长类（猕猴、恒猴、罗猴）或鼠类，通过行为筛选的方式，选择带有认知和记忆严重缺失的个体，它们的行为损害与老年人和 AD 患者的认知损害相类似，同时还可出现某些相应的脑组织病理改变。

一、自然衰老

鼠的平均寿命在 30 个月左右，通常大鼠 24 个月，小鼠 18 ~ 20 个月以上视为老年鼠。

【实验设备】

同上。

【实验材料】

选用纯种 SD、Wistar 或 Long – Evants 大鼠均可，24 个月，雌雄皆可。

【制作方法】

1. 行为测试

（1）定位航行试验（place navigation）：试验前一天将大鼠放入水池（不含平台）自由游泳 2min，让其熟悉迷宫环境及游泳，试验共历时 5d，每天分上、下午两时间段。训练开始时，将平台置于一个固定的象限，每个时间段分别从池壁四个起始点将大鼠面向池壁放入水池，记录每次找到平台的时间（逃壁潜伏期，es-cape latency）和游泳路径。如大鼠在120s内找不到平台，由实验者将其引上平台，潜伏期记为120s，每次间隔4min让大鼠休息，再行下次试验。

（2）空间探索试验（spatial probe test）：第5天上午时间段撤除平台将大鼠从任选的非平台象限入水点面向池壁放入水中，记录2min内大鼠在池中的游泳路径。然后，分析大鼠在平台象限游泳路径长度占总路径长度的百分比。以青年组平均逃避潜伏期95%和99% 正常值范围上限值为界，将逃避潜伏期大于99%上限值的老年大鼠定为老年记忆损害鼠（12只），逃避潜伏期小于95%上限值的老年大鼠为老年记忆正常鼠（17只），介于两者之间的鼠剔除。

二、D–半乳糖（D–gal）诱导的亚急性衰老模型

【实验设备】
同前。

【实验材料】
选用纯种SD、Wistar大鼠均可，2~3月龄，雌雄皆可。

【制作方法】

1. 取D–半乳糖（D–gal）称重，用生理盐水调节浓度为1mg/ml备用。

2. 将大鼠称重标记并固定，用左手拇指及示指轻轻捏起皮肤，右手持注射器将针头刺入，颈背部皮下注射D–半乳糖溶液1000mg/kg（2ml左右），每日一次，连续6周或8周。

（范志彬，首都医科大学宣武医院）

（马舒贝，孙威，陈忠军，大连市中心医院）

第四节　铝元素慢性中毒 AD 动物模型

外界环境因素在 AD 发病中也占有重要地位，其中铝元素与 AD 发病相关研究较多，并以此构建了铝慢性中毒 AD 模型。AD 患者与正常人对比脑内铝含量最高可达到 30 倍，另外铝可导致脑组织中神经纤维缠结的形成，动物实验研究表明，无论经过何种方法给药铝化物，都能看到动物脑内铝含量明显升高，并且动物在行为上出现记忆和认知障碍。目前用铝造成的动物模型有家兔皮下或脑内注射铝，氯化铝灌胃大鼠、小鼠等。

【实验设备】

同前。

【实验材料】

选用纯种 SD、Wistar 大鼠均可，2~3 月龄。

【制作方法】

灌胃方法：取 $AlCl_3 \cdot 6H_2O$（分析纯）称重，用生理盐水调节浓度为 0.5mg/ml 备用，大鼠每天灌胃 500mg/kg，连续 30d。

皮下注射方法：取 $AlCl_3 \cdot 6H_2O$（分析纯）称重，用生理盐水配制成 1.5% 的溶液，溶液 pH 调至 6.5 备用。大鼠颈背部皮下注射 1.5% 的 $AlCl_3$ 溶液 60ml/kg，每日 1 次，连续 20d。

【行为学评价】

皮下注射制作动物模型方法行为学观测 以 "Y" 型电迷宫作为动物行为学测试，模型组大鼠有明显的学习记忆障碍，与空白组比较电击次数（错误次数）显著增加。

【病理组织学评价】

两种制作动物模型方法采用组织切片染色方法评价，海马内淀粉样前体蛋白（β‒APP）阳性神经元计数：与正常组织相比，模型组大鼠背海马和齿状回内 β‒APP 阳性神经元计数明显增加。

【生化指标评价】

主要针对皮下注射方法。

1. 脑组织超氧化物歧化酶（SOD）和还原型谷胱甘肽转移酶（GSH‒Px）活性测定

自由基对机体的毒害是引起人体衰老和死亡的重要因素。体内 SOD 和 GSH‒Px 可有效清除自由基及有机过氧化物。结果显示：模型大鼠脑组织中 SOD 活性比空白组明显降低；大鼠大脑皮质中 GSH‒Px 活性比空白组明显降低。

2. 脑组织丙二醛（MDA）含量测定

自由基引发脂质过氧化反应，其最终产物如 MDA 的细胞毒性作用是导致 AD 神经元变性坏死的重要原因，MDA 可与 DNA、RNA、蛋白质、磷脂等物质结合，损害细胞膜，引起神经系统功能障碍。结果显示：模型大鼠脑组织中 MDA 含量比空白组明显增高。

（范志彬，首都医科大学宣武医院）

（马舒贝，孙威，陈忠军，大连市中心医院）

第五节　注射 Aβ 的 AD 动物模型

分子生物学研究发现 AD 发病与淀粉样前体蛋白（APP）有

密切关系，app 基因位于 21 号染色体上，转录翻译成含有 700 余个氨基酸的蛋白 APP，正常情况下经 α – 分泌酶和 γ – 分泌酶切割，并不产生 Aβ，但 app 基因点突变后就会被 β – 分泌酶剪切，产生具有毒性的 Aβ，当其大量积累就会形成 Aβ 纤维沉积，引发各种免疫炎症反应和神经毒性级联反应，导致广泛的神经元变性和细胞功能障碍、突触缺失及因凋亡或死亡引起神经元减少等一系列的病理生理变化，最终导致 AD 发生。因此，Aβ 沉积是 AD 发病机制的始发因素和中心环节。研究动物脑内注入 Aβ，并在脑内沉积制备 AD 模型是十分必要的。

【实验设备】
同前。

【实验材料】
选用纯种 SD 大鼠，10 月龄，体重 280 ~ 320g，雌雄兼用。

【制作方法】
1. 取 $Aβ_{25-35}$ 称重，用无菌生理盐水配制成浓度为 2mg/ml，–20℃保存。聚集态的 $Aβ_{25-35}$ 形成：$Aβ_{25-35}$ 溶液在 37℃ 保温箱内放置 7 天。

2. 10% 水合氯醛 400 mg/kg 体重腹腔注射麻醉，或用 4% ~ 5% 的恩氟烷诱导麻醉，并用面罩吸入 1% ~ 2% 恩氟烷于 70% N_2O 和 30% O_2 的混合气体中维持麻醉。

3. 动物麻醉后，将大鼠俯卧固定于脑立体定位仪上，将直肠探针插入肛门 4cm 左右，使用温控垫将大鼠体温维持在 37℃ 左右。

4. 取颅顶正中备皮，使用安尔碘做皮肤消毒，75% 乙醇脱碘，沿着中线切口，暴露出颅骨。

5. 参照脑立体定位仪图谱（Paxinos G and Watson C），选择海马为注射区，定位坐标：AP－3.5mm，ML±2.0mm，DV 2.7mm。

6. 在坐标点周围用电动开颅器钻开颅骨，缓慢垂直进针至靶点，缓慢注射凝聚态 $A\beta_{25-35}$，每侧 $10\mu g$，注射时间持续 $2 \sim 3min$，留针 5min 以便溶液充分扩散。

7. 缓慢退针，缝合头皮，注意手术过程无菌操作。

8. 术后第 8d 开始进行行为测试，然后进行病理检查。

【行为学评价】

1. 跳台实验

观察 $A\beta_{25-35}$ 可引起大鼠跳台作业障碍，表现为大鼠在平台上滞留时间缩短，呆在错误区的时间（累及刺激时间，T_s）延长，累积错误次数增加（N_s）增加。

2. 穿梭实验

在穿梭实验中发现，$A\beta_{25-35}$ 可引起主动回避潜伏期缩短，主动回避次数减少，被动回避次数增加。

3. 水迷宫实验

$A\beta_{25-35}$ 可引起大鼠空间学习记忆障碍，影响学习和记忆过程，造成主动和被动回避性反应及空间分辨力降低。

【病理组织学评价】

光镜观察显示模型组大鼠 $A\beta_{25-35}$ 注射 2 周后，海马胶质细胞反应性增生，皮质和海马神经元数量较对照组明显减少。神经元退化，并出现嗜神经现象。刚果红染色血管呈阳性，银染提示有神经纤维丝状物。

（范志彬，首都医科大学宣武医院）

（马舒贝，孙威，陈忠军，大连市中心医院）

第六节　tau 蛋白相关动物模型——冈田酸慢性损伤模型

NFTs 是 AD 的一种主要的病理特征之一，其数量与 AD 临床痴呆程度正相关。国内外学者普遍认为 tau 蛋白的异常和过度磷酸化是形成 NFTs 的关键。Tau 蛋白的过磷酸化机制十分复杂，当前研究认为蛋白激酶和磷酸酯酶的相对活性失衡，是导致 Tau 蛋白的过磷酸化的主要原因。鉴于此种原因，可以利用蛋白酶激动剂或磷酸酶抑制剂诱导 Tau 蛋白的过磷酸化拟制备 AD 模型。常见模型：冈田酸（okadaic acid，OA）慢性损伤模型。冈田酸是一种磷酸酯酶（PP1A、PP2A）抑制剂，大鼠侧脑室注入 OA 后，脑中纹状体、海马和皮质等部位出现高度磷酸化的 tau 蛋白，使磷酸化的 tau 蛋白形成双螺旋纤维丝（PHF），也产生了类似 Aβ 沉积的老年斑，构建 SP 与 NFTs 并存的 AD 动物模型。

【实验设备】
同上。

【实验材料】
SD 或 Wistar 大鼠，体重 250~300g。

【制作方法】
1. 以 pH 7.4 的磷酸缓冲的人工脑脊液配制，置 4℃ 冰箱备用。

2. 10% 水合氯醛 400mg/kg 体重腹腔注射麻醉，或用 4%~5% 的恩氟烷诱导麻醉，并用面罩吸入 1%~2% 恩氟烷于 70% N_2O 和 30% O_2 的混合气体中维持麻醉。

3. 动物麻醉后，将大鼠俯卧固定于脑立体定位仪上，将直肠探针插入肛门 4cm 左右，使用温控垫将大鼠体温维持在 37℃ 左右。

4. 取颅顶正中备皮，使用安尔碘做皮肤消毒，75% 乙醇脱碘，沿着中线切口，暴露出颅骨。

5. 参照脑立体定位仪图谱（Paxinos G and Watson C），选择侧脑室为目标，定位坐标：前囟后 0.3mm、中线旁 1.3mm，硬脑膜下 3.6mm。

6. 在坐标点周围用电动开颅器钻开颅骨，缓慢垂直进针至靶点，装置微渗透泵的投递针，使针管头端置于侧脑室，用牙科水泥将其柄部固定在颅骨上，泵体埋在动物颈部皮下，输送管经头皮下传送。平均投递速度 $0.25 \pm 0.02 \mu l/h$，通常一次埋泵可维持 4 周。

7. 缓慢退针，缝合头皮，注意手术过程无菌操作。

8. 术后 2~3 周后进行行为试验。

【行为学评价】

同上。

【病理组织学评价】

术后 6 周免疫组化分析可见经 OA 处理的大鼠脑的纹状体、海马和皮质等部位出现高磷酸化 Tau 蛋白免疫阳性神经元、App 免疫阳性星形胶质细胞和 Aβ 淀粉样蛋白免疫阳性斑块。

（范志彬，首都医科大学宣武医院）

（马舒贝，孙威，陈忠军，大连市中心医院）

第七节　转基因动物模型（小鼠）

β淀粉样蛋白沉积形成的 SP 和 tau 蛋白过度磷酸化形成的 NFTs 是 AD 的两大主要病理特征，随着分子遗传学及相关科学的进步，人们逐步加深了对 AD 的认识，基因相关分析研究发现，β淀粉样蛋白前体（amyloid beta – protein precursor, APP）基因的 Aβ 编码区发生错义突变导致常染色体显性遗传的家族性 AD （FAD）的发生，随后研究又发现与 AD 发病相关的其他 3 个基因，分别是位于 14 号、1 号和 19 号染色体上的早老素 – 1（prsenilin – 1, PS – 1）基因、早老素 – 2（prsenilin – 2, PS – 2）基因和载脂蛋白 E4（apolipoprotein E4, apoE4）基因。其中，APP、PS – 1 和 PS – 2 基因主要与 FAD 的发病有关，FAD 患者至少有其中之一的异常，大约 10% 的 FAD 和 2% 散发性 AD 存在 APP 基因突变，而 PS 基因突变的患者则高达 40% ~ 50%。而 ApoE 则与 FAD 和散发性 AD 都有关。

人们发现以上有 AD 有关的基因突变时，便开始利用转基因技术将已知的人类的 4 个突变的外源性基因转入到动物体内来制备转基因动物模型。转基因动物可体内研究某些特定致病基因的作用，是研究 AD 发病机制与治疗方法的重要模型。目前研究最广泛和最深入的模型便是转基因小鼠的 AD 动物模型。

【实验设备】
同前。

【实验材料】
SD 或 Wistar 大鼠，体重 250 ~ 300g。

【制作方法】

（1）引物设计 App 或 Aβ 区段的靶基因的制备。

（2）重组靶基因显微注射小鼠受精卵：①对 C57BL/6 雌鼠（供体）腹腔注射孕马血清，诱发卵巢滤泡发育；② 48 小时后注射 hCG，然后与雄鼠交配，使之超数排卵；③翌晨观察雌鼠阴道栓形成，从见栓雌鼠输卵管回收原核受精卵；④向受精卵雄原核内显微注射入线性化的 App 或 Aβ 区段的靶基因；⑤体外培养转基因的受精卵至晚期桑椹胚。

（3）转基因桑椹胚移植入假孕受体：①结扎雄性小鼠的输精管后使之多次交配，令残存精子排尽并经检测精液证实无活精子存在；②在供体 C57BL/6 雌鼠配种后一天，用结扎雄鼠与昆明雌鼠交配，见阴道栓形成的雌鼠留作假孕受体之用；③将体外培养的转基因桑椹胚植入假孕受体雌鼠子宫角。

（4）转基因鼠的组织检测：子鼠出生后 3 个月从鼠尾取血提取 DNA 以 PCR 检测 App 基因筛选转基因体。然后，进行非同胞间交配，使其后代进行遗传学观察。用第一代或第二代鼠饲养到 10 个月以后，行为学测试分析其学习记忆能力，取脑组织做下列检测：①Southern 杂交检测 App cDNA 的整合；②Northern 杂交和 RT－PCR 检测 App RNA 转录；③免疫组化检测 App 表达和脑组织内 Aβ 免疫阳性斑块的形成情况。

（范志彬，首都医科大学宣武医院）

（马舒贝，孙威，陈忠军，大连市中心医院）

参 考 文 献

［1］王跃春，王子栋，孙黎明，等．动物学习记忆能力的 Y－型迷宫测试

法. 暨南大学学报（自然科学版），2001，22（5）：137-140.

[2] A. K. Okojie, O. A. Oyekunle. Depo – Provera effects on Wistar rat performance in the Y – maze. Metabolic Brain Disease, 2014, 29（2）：529-531.

[3] 孔林林，张军，乔枫，等. 基于小鼠 Morris 水迷宫和 Y 迷宫联合试验的多任务行为学测试研究. 神经解剖学杂志，2013，29（4）：365-368.

[4] Wenk GL, Neuropathologic changes in Alzheimer's Disease. Journal of Clinical Psychiatry, 2003, 64：7-10.

[5] Wenk GL, Stoehr JD, Guintana G, et al. Behavioral, biochemical, histological, and electrophysiological effects of 192 – IgG – sapor in injection into the basal forebrain of rats. J. Neurosci, 1994, 14：5988-5995.

[6] 龙大宏，姚志彬，何蕴韶，等. 神经生长因子（NGF）对基底前脑 NGF-受体阳性神经元损伤后的保护作用. 神经解剖学杂志，1995，11（1）：13.

[7] 顾耕，杨斐，赵德铭，等. 大鼠双侧电解损毁痴呆模型的研制. 上海市中医药研究院学报，1998，11（1）：63.

[8] Zhao Z, Zhao S, Xu N, et al. Lovastatin improves neurological outcome after nucleus basalis magnocellularis lesion in rats. Neuroscience, 2010, 167：954-956.

[9] Natalia Traissard, Karine Herbeaux, Brigitte Cosquer, et al. Combined Damage to Entorhinal Cortex and Cholinergic Basal Forebrain Neurons, Two Early Neurodegenerative Features Accompanying Alzheimer's Disease：Effects on Locomotor Activity and Memory Functions in Rats. Neuropsychopharmacology, 2007, 32：851-871.

[10] 潘学兵，龙大宏，等. 免疫毒素 192 – IgG – saporin 侧脑室注射建立阿尔茨海默病动物模型的实验研究. 解剖学研究，2006，28（1）：3-7.

[11] 洪岸，姚志彬，顾耀铭，等. 老年大鼠学习记忆减退与海马结构的

突触素改变．解剖学报，1996，27：164－168.

[12] 洪岸，姚志彬，顾耀铭，等．老年学习记忆减退大鼠新皮质和海马结构胆碱能纤维的定量研究．神经解剖学杂志，1994，10：17－22，20.

[13] Song X. Advanced glycation in D－galactose induced mouse aging model. Mech Ageing Dev, 1999, 108（3）：239－251.

[14] 何玲，顾饶胜，沈楠，等．螺旋藻改善铝中毒小鼠学习记忆障碍的实验研究．中国老年学杂志，2002，22（5）：416－417.

[15] Arendt T, Holzer M, Fruth R, et al. Phosphorylation of Tau, Aβ－Formation, and apotosis after in vivo inhibiti on of PP－1 and PP－2A. Neurobiol of Aging, 1998, 19（1）：3.

[16] Games D, Adams D, Alessandrini R, et al. Alzheimer－type neuropathology in transgenic mice overexpressing v717β－amyloid precursor protein. Nature, 1995, 373：523.

[17] Arendt T, Holzer M, Fruth R, et al. Paired helical filament－like phosphorylation of Tau, Deposition of β/A4－amyloid and memory impairment in rat induced by chronic inhibition of phosphatase 1A and 2A. Neuroscience, 1995, 69：691－698.

[18] 卢圣栋．现代分子生物学实验技术．北京：高等教育出版社，1993.

[19] Age－related learning deficits in transgenic mice expressing the 751－amino acid isoform of human β－amylaid precursor protein. Proc. Natl. Acad. Sci. USA, 1995, 92：5341－5345.

[20] Hsiao K, Chapman P, Nilsen S, et al. Correlative memory deficits, Aβ elevation and amyloid plaques in transgenic mice. Science, 1996, 274：99－102.

（范志彬，首都医科大学宣武医院）

第八节　小鼠血管性痴呆动物模型
（慢性脑缺血小鼠模型）

慢性脑缺血模型常采用双侧颈总动脉结扎和单侧颈总动脉结扎。双侧颈总动脉永久结扎（two - vessel occlusion，2VO）多用于大鼠慢性脑缺血研究（因前后循环交通支发达，双侧颈总动脉结扎后脑血流可经椎动脉与 Willis 环代偿）。而小鼠的交通支不发达，小鼠双侧颈总动脉结扎法死亡率高，许多研究发现，双侧颈总动脉结扎后小鼠 3 h 内死亡率为 100%。小鼠也有 2VO，但不是永久结扎。

一、Shibata 等采用内径 0.16 ~ 0.22 mm 金属弹簧圈套扎小鼠双侧颈总动脉造成动脉狭窄制作慢性脑缺血模型

【实验设备】
八臂迷宫、Y 迷宫、跟踪记录分析系统。

【实验材料】
实验动物　SPF 级雄性 C56BL/6 小鼠，8 ~ 9 周龄，体重22 ~ 30g；金属弹簧圈：日本 Sawane Spring 公司（长 2.5mm，内径 0.18mm，螺距 0.5mm，表面镀金）。

【制作方法】
1.1% 戊巴比妥钠（50mg/kg）腹腔注射麻醉小鼠。

2. 仰卧固定。颈前区去毛消毒，行正中切口，在体视显微镜下分离肌肉并游离双侧颈总动脉。

3. 在右侧颈总动脉近、远心端分别穿过 2 条 4 - 0 尼龙线，

用止血钳将 2 条尼龙线悬空并放置于微型弹簧的弹簧圈内，然后小心地将弹簧圈套在颈总动脉上，30min 后，用相同的方法将弹簧套在左侧颈总动脉上。

4. 缝合皮肤并消毒。

【评价】

与 2 - VO 模型相比，皮质损伤轻，对视通路的影响较小。但出现明显白质脱髓鞘改变和认知功能的缺损。血流监测显示术后 2h，内径 0.16mm 金属弹簧圈组血流下降至 51.4 ± 11.5%；术后 1 ~ 14d，血流量稍有恢复，但仍低于正常水平；直至 30d，脑血流量仍较正常低。但该模型白质损伤在缺血后 14 周才出现。

二、Lingxi Wang 等通过缩窄小鼠双侧颈总动脉开发了一种改良的双侧颈总动脉结扎法

【实验设备】

八臂迷宫、Y 迷宫、跟踪记录分析系统。

【实验材料】

实验动物 雄性 C57 小鼠，体重 24 ~ 29g。SPF 级别饲养。

【制作方法】

1. 小鼠经腹腔注射 3.5% 的水合氯醛麻醉。

2. 颈正中切开皮肤，钝性分离皮下组织，玻璃分针分出双侧颈总动脉，分离动脉鞘，暴露颈总动脉，注意不要损伤迷走神经。

3. 在颈总动脉上放置 0.12mm 的鱼线，两根 4 - 0 号丝线结扎右侧颈总动脉，再轻轻抽出鱼线。

4. 15min 后用同样方法结扎另一侧，逐层缝合皮肤。

【评价】

甲苯胺蓝灌注检测改良的双侧颈总动脉结扎法是否有效减少脑血流量。分别于术后 0h，1d，3d，7d，2 周，4 周，通过甲苯胺蓝灌注观察脑组织颜色变化来反映脑血流动态变化。腹腔注射 3.5% 水合氯醛麻醉，开胸暴露心脏，左心室插入升主动脉灌注生理盐水，然后灌注 0.1% 的甲苯胺蓝，断头取脑，－80℃冰箱冷冻切片观察。

结果显示：制造模型 0h 大脑整体呈现苍白色，冠状切片观察切面呈明显苍白色；随着时间迁移有所代偿，1 日 ~2 周期间代偿不是特别明显；制造模型 2 周和 4 周后，大脑整体和冠状切面仍然呈现苍白或淡蓝色，而假手术对照组大脑整体和各冠状切面都呈现深蓝色。结果提示，此模型可以造成小鼠大脑血流量显著减少，一段时间后，经代偿有所缓解，但与正常情况相比脑血流量灌注不足仍然明显。说明改良双侧颈总动脉结扎法为一种新的、有效的慢性脑缺血模型。

日本研究小鼠的 2VO 较多，大都用金属圈使颈总动脉狭窄建模，造模后颈总动脉内径约 0.18 ~0.2mm，还有一种金属圈可以让颈总动脉几天内慢慢狭窄，Hattori 等做了双侧颈总动脉不对称狭窄，左侧结扎，右侧慢慢缩窄。

楠迪等制作了左侧颈总动脉永久性结扎结合右侧颈总动脉短暂结扎方法制备慢性脑缺血小鼠模型。该方法简单易行，在保留了传统方法的优点上，通过间断结扎颈总动脉，使小鼠不因急剧的大脑缺血引起应激性死亡显著提高存活率。研究者认为脑缺血程度较单侧颈总动脉结扎重，小鼠可存活，但文章未提及短暂结扎后是否会引起缺血再灌注损伤。国内常采用两侧血管阻断之间间隔 3d，国外文献报道间隔 1 周死亡率低，但两侧血管同时阻断对学习记忆的影响最大。

目前单侧颈总动脉结扎制备小鼠慢性脑缺血模型较普及。Yoshizaki K 等研究发现术后 2h 同侧大脑半球血流量降低到术前65.5%±10.3%；第 3d 局部脑血流量开始恢复，但仍低于术前；直到术后 28d 恢复到术前水平。该模型和临床实际中单发血管狭窄所致慢性脑缺血病例更接近，且该模型在研究慢性脑缺血后炎性反应、认知障碍以及脑白质损伤方面具有应用价值。同时，该模型的动物死亡率较低，血流量减低较明显。

References

[1] Farkas E, Luiten PG, Bari F. Permanent, bilateral common carotid artery occlusion in the rat: a model for chronic cerebral hypoperfusion – related neurodegenerative diseases. Brain Res Rev, 2007, 54 (1): 162 – 180.

[2] Jiwa NS, Garrard P, Hainsworth AH. Experimental models of vascular dementia and vascular cognitive impairment: a systematic review. J Neurochem, 2010, 115 (4): 814 – 828.

[3] Shibata M, Ohtani R, Ihara M, Tomimoto H. White matter lesions and glial activation in a novel mouse model of chronic cerebral hypoperfusion. Stroke, 2004, 35 (11): 2598 – 2603.

[4] 段炜, 郑健, 桂莉, 等. 小鼠慢性脑血流低灌注状态的行为学检测及病理学观察. 第三军医大学学报, 2009, (09): 813 – 817.

[5] Wang L, Du Y, Wang K, at al. Chronic cerebral hypoperfusion induces memory deficits and facilitates Aβ generation in C57BL/6J mice. Exp Neurol, 2016, 283 (Pt A): 353 – 364.

[6] Hattori Y, Enmi J, Kitamura A, et al. A novel mouse model of subcortical infarcts with dementia. J Neurosci, 2015, 35 (9): 3915 – 3928.

[7] 楠迪, 郭淮莲, 何其华, 等. 慢性脑缺血小鼠脑血管形态学变化的活体动态观察. 中国卒中杂志, 2015, (02): 107 – 112.

[8] Yoshizaki K, Adachi K, Kataoka S, et al. Chronic cerebral hypoperfusion induced by right unilateral common carotid artery occlusion causes delayed white matter lesions and cognitive impairment in adult mice. Exp Neurol, 2008, 210 (2): 585 – 591.

（杨鹤云，昆明市第一人民医院）

第三章　帕金森病动物模型

第一节　帕金森病概述

帕金森病（Parkinson disease，PD），又名震颤麻痹（paralysis agitans），是一种常见于中老年的神经系统变性疾病。临床上以静止性震颤、运动迟缓、肌肉强直和姿势平衡障碍为主要特征。

PD 主要有两大病理特征，其一是黑质多巴胺（Dopamine，DA）能神经元及其他色素的神经元大量丢失，尤其是黑质致密区多巴胺神经元丢失最严重，出现临床症状时丢失至少达到50%以上；其二是在残留的神经元胞质内出现嗜酸性包涵体，即路易小体，α-突触核蛋白、泛素、热休克蛋白是形成路易小体的重要成分。黑质多巴胺能神经元通过黑质-纹状体通路将多巴胺输送到纹状体，参与基底核的运动调节。由于 PD 患者的多巴胺能神经元显著变性丢失，黑质-纹状体多巴胺能通路变性，纹状体多巴胺递质水平显著降低，降至70%~80%以上时则出现临床症状，多巴胺递质降低的程度与患者的临床严重度呈正相关。

纹状体中多巴胺与乙酰胆碱两大递质系统的功能相互拮抗，两者之间的平衡对基底核运动功能起着重要调节作用。纹状体多巴胺水平显著降低，造成乙酰胆碱系统功能相对亢进。这种递质失衡及皮质-基底核-丘脑-皮质环路活动紊乱和肌张力增高、

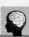

运动减少等运动症状的产生密切有关。中脑－边缘系统和中脑－皮质系统的多巴胺水平的显著降低是智能减退、情感障碍等高级神经活动异常的生化基础。临床上在补充多巴胺前体左旋多巴制剂或应用多巴胺受体激动剂之后，患者症状和体征可以得到明显改善，但这些药物对中脑黑质多巴胺能神经元的变性和坏死并无益处，仅仅是对体内多巴胺量的补充，或对多巴胺能神经元受体的兴奋性进行调节，它们只是一种对症治疗且往往会产生明显不良反应。PD 患者长期（一般 5~8 年）、大量使用左旋多巴制剂后，即可出现严重的"开关"现象及药物所致异动症等严重不良反应，同时每次药物的起效时间也变得越来越短。

临床表现：发病年龄平均约 55 岁，多见于 60 岁以后，40 岁以前相对少见，男性略多于女性，隐匿起病，缓慢发展。帕金森病的临床症状包括运动症状及非运动症状。

（1）运动症状：①静止性震颤；②肌强直；③运动迟缓；④姿势障碍。常始发于一侧上肢，逐渐累及同侧下肢，再波及对侧上肢及下肢。

（2）非运动症状：①感觉障碍；②自主神经功能障碍；③精神障碍也是常见和重要的临床症状，而且有时可先于运动症状而发生。

影像学表现：CT、MRI 检查无特征性改变，PET 或 SPECT 检查有辅助诊断价值。以 ^{18}F － 多巴胺做示踪剂多巴摄取 PET 显像可显示多巴胺递质合成减少。

本病是一种慢性进展性疾病，无法治愈。多数患者在病程的前几年仍可继续工作，但数年后逐渐丧失工作能力。至疾病晚期，由于全身僵硬、活动困难，终致不能起床，最后常死于肺炎等各种并发症。

几十年来，对帕金森病的研究越来越受到关注。无论研究其发病机制，还是探索新的治疗方法都离不开帕金森病实验模型。目前建立帕金森病动物模型的方法主要有两种：①将6-羟基多巴胺（6-Hydroxydopamine，6-OHDA）注入脑内黑质纹状体系统或内侧前脑束，损毁多巴胺能神经元，常用的动物有大鼠、几内亚猪、猫、猴、鸟类等；②用1-甲基-4-苯基-1，2，3，6-四氢吡啶（MPTP）诱发灵长类动物（猴）和小鼠的帕金森病模型。

第二节 非灵长类动物模型

一、6-OHDA损伤动物模型

6-OHDA是儿茶酚胺的羟基化衍生物，其结构与儿茶酚胺类似，是特异性的儿茶酚胺能神经毒素，但不能透过血-脑屏障，因此只有直接脑内注射后才能造成中枢神经系统的损伤。

目前6-OHDA神经毒性作用的确切机制还不十分清楚，主要表现在以下几个方面：①参与氧化应激反应，6-OHDA通过和多巴胺竞争，可与高亲和力的多巴胺转运体结合进入黑质纹状体多巴胺能神经元，并迅速被分子氧氧化形成H_2O_2超氧化物，攻击细胞膜上的多不饱和脂肪酸造成脂质过氧化，从而损伤细胞。②抑制线粒体呼吸链的功能，6-OHDA能直接抑制线粒体呼吸酶复合体Ⅰ（NADH脱氢酶）和复合体Ⅳ（细胞色素氧化酶）活性，从而抑制线粒体呼吸链的功能，导致细胞内ATP耗竭，引起细胞死亡。

因为6-OHDA不能通过血-脑屏障，所以需立体定向注入脑内。经典的方法是向黑质致密部、黑质纹状体或内侧前脑束注射，能够造成严重甚至完全的黑质多巴胺细胞体损伤。6-OHDA

对大脑黑质－纹状体系统的损毁通常为单侧，因为双侧注入6－OHDA后，往往因为出现吞咽不能、渴感缺乏及运动不能等而使动物的死亡率极高。使用不同剂量、不同浓度的6－OHDA，损毁不同的位点所制作的PD大鼠模型也不尽相同。

在解剖学上，大鼠的纹状体复合体分为背侧部（尾状核与壳核）和腹侧部（伏核），由于其大脑的解剖结构与人类的不同，缺少位于尾状核与壳核之间的内囊，所以它的尾状核与壳核合称为CPu，黑质纹状体系统多巴胺通路包括位于中脑SNc的A9细胞群，其轴突沿内侧前脑束（medial forebrain bundle，MFB）上行终止于背侧纹状体，即CPu，还包括中脑后红核区A8（投射到腹侧尾壳核）和腹侧被盖区A10（投射到伏核）等区域的多巴胺能细胞群。因此，在PD模型的多巴胺通路中，壳核受到的损伤较尾状核和伏核的要严重。

（一）6－OHDA损毁建立"完全"损伤动物模型

【实验设备】

1. 麻醉设备

台式再呼吸性麻醉机，具有氧气及一氧化二氮气源及接口，蒸发器精度0.5%，气体控制器控制流量范围0.2～4L/min，蒸发器为完全不锈钢材质适用于异氟烷等多种麻醉药，适用于大鼠、小鼠面罩及连接管对实验动物实施麻醉，使实验人员可以顺利进行科学研究，减少实验动物的痛苦。

2. 小动物呼吸支持设备

呼吸频率：30～150次/分，呼吸比：1∶1，体重范围：250g～10kg，潮气量：20～30ml/次。维持动物在麻醉状态下的呼吸稳定。

3. 生命体征监测设备

FF 反馈式保温毯：用于将麻醉状态下的动物肛温维持在正常状态下，保温毯的温度应在 35 ~ 42℃ 之间，保温毯尺寸应在 15cm × 20cm 左右，肛温探头直径 2mm，长度 2m。

4. 生理记录仪

用于记录手术过程中动物的有创血压、心电等生理指标。

5. 脑温监测仪

脑血管病动物模型中，脑温的控制直接影响着模型的成功率，低温会减轻脑损伤，对脑组织有保护作用，而温度过高会加重脑损伤的程度，所以保持脑组织温度恒定对于后续的研究起着决定性作用。

6. 血气分析仪

在实验过程中采集实验动物的动脉血液，检查实验对象的血气是否正常，及时调节呼吸机的呼吸频率及潮气量，使动物能够在机体生理指标正常的情况下接受实验。

7. 电子秤

大鼠称重对于麻醉及今后的研究都是必需的。应该选取最大量程 500g 的电子天平。

8. 脑模具

美国 Kent Scientific Corp，成年脑模具。

9. 外科手术设备

（1）药品：恩氟烷、10% 水合氯醛、75% 乙醇、生理盐水、安尔碘。

（2）麻醉气体：一氧化二氮、氧气。

（3）手术器械：备皮刀片、棉签、手术刀、刀柄、牵开拉钩、眼科手术剪刀、眼科手术镊子、4 - 0 缝线、动脉止血夹、鱼线、弯三角缝针、注射器及针头、骨剪、咬骨钳、培养皿、玻片、羽毛牌病理刀片、PE-50 导管。

（4）双极电凝器：用于灼烧出血的血管及周围组织，达到止血目的，双极电凝应用到脑缺血模型的制作中极大地方便了实验人员，涉及血管结扎的步骤均可用双极电凝予以解决。

（5）脑立体定位仪：用于对大鼠、小鼠头部的固定并根据图谱及文献确定脑组织核团在颅骨上投影的位置，其垂直方向可180°旋转并随时锁定任意位置，水平方向可 360°旋转并随时锁定任意位置，可配套微量注射泵、显微摄像装置、颅钻使用。

【实验材料】

Wistar 大鼠，体重 200～250g，雌雄均可。

【制作方法】

1. 药品制备：取 6-OHDA 称重 1.8mg，溶于含 0.2% 抗坏血酸的 0.9% 氯化钠溶液 600μl 中（浓度为 3mg/ml），分装，-20℃避光保存，贮存不宜超过 10d。使用时从 -20℃ 中取出，置于冰上，避光，30min 内用完。

2. 10% 水合氯醛 400mg/kg 体重腹腔注射麻醉，或 1% 戊巴比妥钠生理盐水溶液腹腔注射麻醉，或 4%～5% 的恩氟烷诱导麻醉，并用面罩吸入 1%～2% 恩氟烷于 70% N_2O 和 30% O_2 的混合气体中维持麻醉。

3. 动物麻醉后，将大鼠仰卧固定于脑立体定位仪上，将直肠探针插入肛门 4cm 左右，使用温控垫将大鼠体温维持在 37℃左右。

4. 取颅顶正中备皮，使用安尔碘做皮肤消毒，75% 乙醇脱碘，沿着中线切口，露出颅骨，剥离骨膜，可以清晰暴露冠状缝与矢状缝的交点，确定前囟位置。

5. 参照脑立体定位仪图谱（Paxinos G and Watson C），定位坐标：第一点（MFB），门齿棒高于耳杆 3.4mm，前囟后 4.0mm，中线左旁开 0.8mm，颅骨表面下 8.0mm；第二点（SNC），门齿棒低于耳杆 2.3mm，前囟后 4.1mm，中线左旁开 1.2mm，颅骨表面下 7.8mm。

6. 在上述位置用牙科钻钻开颅骨恰至软脑膜表面，用小号针头轻轻挑破软脑膜，缓慢垂直进针至靶点，每点注射 6 – OHDA 溶液 4μl（12μg），注射速度为 1μl/min，留针 5min 以便溶液充分扩散。

7. 缓慢退针，缝合头皮，注意手术过程无菌操作，将术后的大鼠置于安静保温处直至清醒，自由进食饮水。

8. 依照国际通用的标准，对注射过 6 – OHDA 的大鼠，于术后第 2 周开始筛选。即每周一次腹腔注射阿朴吗啡（0.5mg/kg 体重）诱导其向健侧旋转，共筛选 3 周，每次记录 30min，旋转 210 圈以上者为 PD 大鼠。

（二）6 – OHDA 损毁建立部分损伤动物模型

1. 低剂量 6 – OHDA 内侧前脑束或黑质注射

【实验设备】
同前。

【实验材料】
Fisher 大鼠，雄性，体重 275g 左右。

【制作方法】
腹腔注射巴比妥麻醉后，按上述方法固定于脑立体定位仪上，切开皮肤，暴露前、后囟以确定注射部位。损毁内侧前脑束（MFB）者定位于前囟后 4.0mm，中线旁开 1.8mm，颅骨外表面下 8.5mm；损毁黑质外侧部者定位于前囟后 5.0mm，中线旁开

2.0mm，颅骨外表面下 7.5mm。注射 6 – OHDA 剂量 4μg，注射时间为 1min，留针 5min，然后慢慢退针（约 2min）。缝合皮肤后，将大鼠放回笼中。

2. 6 – OHDA 纹状体内注射

【实验设备】

同前。

【实验材料】

Sprague Dawley 大鼠，雌性，体重 225g 左右。

【制作方法】

按上述方法麻醉，固定，暴露前囟。注射部位于左、右侧纹状体均可。定位参数以前囟和颅骨中线为参照。注射部位（在前囟前 1.0mm，中线旁开 3.0mm，硬脑膜下 4.5mm）注入 6 – OH-DA 剂量为 20μg（溶解于 3μl 0.9% 的生理盐水中并加入 0.2mg/ml 的抗坏血酸）。注射时间约 3min，留针 3min 后慢慢退出。

术后第 3 周，将大鼠腹腔内注射氨茶碱注射液（Aminophyline，AMPH，5mg/kg），诱发大鼠向损伤侧旋转。于第 4 周，再次腹腔内注射阿朴吗啡（0.5mg/kg），诱发大鼠向健侧旋转。用自动旋转测试仪计数每次药物注入后 90 分钟内大鼠旋转次数。将 AMPH 诱发旋转大于 200 圈/小时，且阿朴吗啡诱发旋转小于 60 圈/小时者，定为部分损伤大鼠模型。

大鼠单侧纹状体或黑质内注 6 – OHDA，引起同侧 DA 能神经元的广泛死亡及纹状体内 DA 的耗竭，现已成为 PD 研究的常用实验动物模型。此模型在用药后 2 周左右即可出现不对称运动行为。外周给下列药物如 DA 受体激动剂左旋多巴 L – DOPA 和促 DA 释放剂等之后，身体纵轴出现明显的不对称表现并引发特征性的旋转行为,此行为可被定量。

引起PD动物慢性旋转行为的可能机制是:①黑质DA能神经元变性引起纹状体内突触后膜DA受体超敏,损毁侧DA受体对激动剂的敏感性比未受损侧高。②促DA释放剂可偏向性地刺激未受损一侧纹状体内的DA受体。③由于纹状体的传出纤维抑制同侧的肢体运动,因此与损毁侧相比,未受损一侧的纹状体DA受体的抑制作用更显著,在肢体运动上即表现为损毁侧具有更明显的肢体运动,导致动物向未受损侧旋转,另一方面,促DA释放的药物主要刺激健侧DA受体,引起动物向损毁侧(同侧)旋转。

二、机械损伤的大鼠动物模型

6-OHDA损毁MFB造成的大鼠PD模型有两个明显的弊端:一是神经元急性死亡。6-OHDA注入后15min即可检测到DA含量的下降,在第30~60min时更加明显,3~5d内绝大多数神经元死亡;二是损伤严重。经阿朴吗啡诱发旋转7圈/分以上者,黑质内多巴胺能神经元的死亡率已经超过90%,可见这种模型对于研究多巴胺能神经元慢性进行性病变的全过程不甚理想。人们发现机械损伤MFB同样可以造成黑质内的多巴胺能神经元变性坏死,并且这种变化呈现慢性、进行性过程。已经建立的造模方法有MFB轴突切断术和中脑半切术。

1. 大鼠MFB切断术

【实验设备】
同前。

【实验材料】
Wistar大鼠,雌性,体重185~210g。

【制作方法】

Wistar 大鼠，雌性，体重 185～210g。常规注射戊巴比妥麻醉后，置于 Kopf 立体定位仪上固定。切开皮肤，暴露颅骨前囟。选择部位在前囟后 3.8mm、中线旁开 2.4mm 处打孔。可伸缩电线刀（retractable wire knife）垂直伸入孔内达颅骨平面下 8mm 处固定外套管，将电线刀的刀刃由外套管中推出 2.0～3.0mm。上提电线刀约 2.5mm，然后下放回原处；再重复一次，以保证 MFB 充分切断；然后回收刀刃，退出电线刀。模型检测。

旋转行为学检测：术后 4 周，将大鼠腹腔内注射 AMPH（5mg/kg）诱发大鼠旋转。计数 90 分钟内的旋转次数。

2. 中脑半切术

【实验设备】

同前。

【实验材料】

SD 大鼠，体重 200～250g。

【制作方法】

常规方法麻醉，立体定位仪上固定和暴露颅骨前后囟。在前囟后 1mm，中线旁开 0.5mm 处打孔。将以特制的 4mm 宽的刀，沿与颅骨成 60°角的方向，斜插入 9mm，然后将刀退出。缝合皮肤。模型检测。

旋转行为学检测：术后 8 周，皮下注射阿朴吗啡(0.5mg/kg)，诱发大鼠向健侧旋转。

MFB 切断后 18 和 19 天后黑质多巴胺能神经元存活率分别为 44% 和 50%，此时可模拟早期 PD 的病理改变。

MFB 切断后，黑质多巴胺能神经元呈现渐进性地死亡，可以模拟 PD 病理变化的全过程，对于研究神经元的再生和 PD 的预防作用尤为合适。

切断术后短时间内，损伤的程度不严重，用阿朴吗啡难以诱发出大鼠的旋转行为。诱发这种异常旋转行为要在损伤后相对较长的一段时间内（约 2 月以上）。

三、几种模型常用的评价方法

【行为学评价】

大鼠 PD 模型成功的可靠标志是动物的行为学变化，主要通过以下几种实验：步态调整实验和爪回缩实验主要用来测试大鼠的运动不能、肌僵直等；楼梯实验和固定棒挤压实验主要用于测试大鼠的运动控制能力；运动反应时间实验用来测试大鼠的运动起始；Morris 水迷宫实验主要用来测试大鼠的认知反应。而确定大鼠 PD 模型成功最关键实验是旋转实验，可利用阿朴吗啡（Apomorphine，APO）诱导进行 PD 大鼠旋转行为测试。PD 大鼠模型的行为学评估进行大鼠的行为学评估，可进一步明确模型是否成功，治疗是否有效。这些评估实验包括药物诱发试验和非药物诱发实验，药物诱发实验使用最多，将两种评估方法结合使用，评估的结果会更加有效、可靠。非药物诱发的单纯行为学的评估实验种类较多，本文将列出较常用的七种实验。

1. 药物诱发实验

即阿朴吗啡或安非他明诱发旋转实验，是最常用的评估方法之一，评价模型及疗效。从大鼠 6 - OHDA 毁损术后第 1 周开始，注射阿朴吗啡（0.5mg/kg）或安非他明（3mg/kg，腹腔注射），观察 40min，记录旋转的次数，每周 1 次，连续 4 周。由于单侧损毁导致两侧纹状体内的多巴胺活动失衡，给予阿朴吗啡或安非他明后可引发不同的旋转行为。作为促多巴胺释放剂，安非他明使未损毁侧纹状体内多巴胺释放增加，活动增强，PD 大鼠向损伤侧旋转；而阿朴吗啡，是突触后 DA 受体激动剂，由于损毁侧纹状体内的多巴胺受体密度上调，敏感性增强，出现去神经超敏感现象，故给药后使损毁侧多巴胺活动增强，PD 大鼠向损伤对侧旋转。研究发现由于只有当黑质纹状体系统受到严重的损伤时，黑质内多巴胺能神经元丢失约90%以上，这种去神经超敏感现象才会出现，所以适度损伤（纹状体内多巴胺能神经支配减少约70%～90%）所制模型对阿朴吗啡的作用可能无反应。同时有报道表明安非他明作用于正常大鼠后有旋转现象出现，这可能是由于其双侧纹状体内固有的不平衡所致，所以对广泛损伤的严重 PD 模型阿朴吗啡比安非他明更加适用。一般每分钟旋转大于 7 转的为成功 PD 模型，但也不一概而论，多次诱发后，旋转仍较稳定的，可认为模型制作成功。应用的仪器如图 3 - 1 所示。

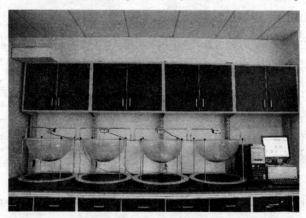

图 3 - 1　注射用无水吗啡旋转实验装置

2. 鼠爪缩回实验

用于自发运动的测定，将大鼠放在一个有机玻璃平台上（大小 30 cm × 30 cm，高 20 cm），其上带有四个恰好适合大鼠四肢伸进的圆洞，分别把大鼠的前后肢体放入其中，记录其各个肢体从洞中缩回的时间，即 HRT 和 FRT，时间的长短代表多巴胺缺失的程度。两次试验的间隔为 10min，3 次实验后计算平均值。适用于 PD 模型的行为评价及治疗后的功能恢复状况。

3. 开放场地试验

测试大鼠的自发活动能力，将大鼠置于开放的场地（大小 60cm × 60cm，高 95cm）中，自由地活动 30 分钟，记录行为表现，分别计算以下各项指标的时间百分比：①站立，身体负重于后肢，躯干直立，前肢离地；②理毛，用前肢和（或）口整洁皮毛；③正常步态，做前向和（或）侧向运动，能保持躯干于水平方向，举起或前移肢体至少 1 次，同时肢体负重身体方式适当；④异常步态，能运动但肢体不能适当地负重身体，导致用趾走路、不能前移肢体、拖拉着肢体和肢体严重弯曲等。计算值适用于 PD 模型的行为评价及治疗后的功能恢复。

4. 动物悬空摆动试验

用于评估模型的不对称运动行为。将大鼠放在一个 40cm × 40cm × 35cm 大小的有机玻璃盒中，先使其自由活动 10min，以熟悉新的环境，以其四爪着地作为中性位，然后握住鼠尾的中后部位（距鼠尾根部约 2cm）将其提起，提升约 2cm，使大鼠头向下处于垂直状态，以其偏离垂直轴不超过 10° 为垂直位（标准位），记录其头或上身左右摆动的情况，包括摆动的次数和方向，以摆动偏离垂直位并再返回到垂直位记数为一次，若提起大鼠 5s 以上其仍未摆动，则轻捏鼠尾以诱发摆动。试验测试时间为 45s，向损伤对侧摆动的次数为阳性值。本试验适用于对黑质纹状体系统严重或适度损伤后制作的各阶段的 PD 模型。

5. 滚筒实验

广泛应用于运动能力的评估。将大鼠放置于一个滚动着的滚筒之上（转/5秒），其将会在滚筒上不停地爬行，由于滚筒的转速逐渐加快，大鼠最终会失去平衡而从滚筒上跌落下来，其在滚筒上最长的持续时间为其跌落时滚筒的最大转速的函数，同时从前位、侧位及后位各个方向详细记录大鼠在滚筒上的各种行为，做运动能力的定性分析，进行步态的等级评定，分为以下五项：①动物在滚筒定位姿势；②肩、肘、腕弯曲使足趾脱离滚筒面；③前肢举起于滚筒上方；④肢体前伸；⑤足趾再次与筒面接触而复位。与正常大鼠相同者为1分，稍有不同者0.5分，完全异常者0分。用于揭示PD模型使用损毁对侧肢体的能力及姿势调节的能力，损毁的对侧肢体在体位调节及运动中表现异常，较少地参与了前冲步态的始发和支持。本试验不需要预先对动物训练，没有食物刺激，容易记录和观察，是一个对运动状态定性分析很有效的评估方法。

6. 地面反作用力测定

用于帕金森步态的研究，能定量地评价运动功能，适用于PD治疗后功能恢复的评估，揭示了PD大鼠如何使用患肢支撑体重及引发慌张步态。由于代偿，PD模型能够克服受损肢体的强直，来维持姿势反射及正常运动，但其引发随意运动的能力受损，从而不能正常地迈步。本试验使用反作用力测定板测定其迈步时受损肢体对地面的作用力，先训练大鼠在3m长、20cm宽的跑道上运动（走或跑），跑道中埋置反作用力测定板，能从三个方向（垂直、前后、内外）测定肢体对跑道的作用力，制作模型后再次测定，同时记录大鼠的行为表现。测定结果显示PD大鼠模型在运动中最小限度地使用患侧（损伤对侧）肢体，且前后肢不同，它们的功能类似弹簧，不提供有效的功能，仅仅支撑体重及引发慌张步态。

7. 跨步调节试验

主要评估前肢的运动不能，由于 6 - OHDA 损害了对侧肢体始发跨步运动，可引起对侧前肢的运动不能。计数对侧前肢跨步运动的次数和方向。

8. 水迷宫试验

用于评价动物空间认知能力和记忆能力，将大鼠放入一个装满水的圆形水池（直径 120cm，高 80cm），于水面下 15 cm，距水池边缘 30cm 处有一个有机玻璃圆台（直径 8cm），由于水是不透明的，故圆台不可见，大鼠可凭借视觉、听觉及嗅觉的帮助找到圆台而逃生。变更圆台的位置，如此反复，记录其找到圆台的时间、在水中游动的距离及速度。

【生理学评价】

经典的基底节神经环路分为直接通路和间接通路。①直接通路：大脑皮质 - 新纹状体 - 苍白球内侧部或黑质网状部 - 丘脑 - 大脑皮质；②间接通路：大脑皮质 - 新纹状体 - 苍白球外侧部 - STN（丘脑底核） - 苍白球内侧部或黑质网状部 - 丘脑 - 大脑皮质。在 PD 患者中，神经递质 DA 减少通过间接通路使 STN 的神经活性增加，从而诱导了苍白球内侧部和黑质网状部的兴奋活动增强，使丘脑减少了对运动皮质的兴奋作用导致运动减少等症状的出现。STN 的过度活性和其传出靶区的过度兴奋现在已被认为是 PD 的病理生理标志。

具体记录过程为：首先，腹腔注射 1% 戊巴比妥（35mg/kg）麻醉后，严格颅平位（前囟与后囟水平高度相差 0.1mm 以下，颅骨矢状缝两侧旁开 4mm 处水平高度相差 0.1mm 以下），固定于大鼠脑立体定向仪上（记录电极垂直于操作平面）；然后常规消毒，剪开头皮，剥离骨膜；参照大鼠脑立体定向图谱，用牙科钻小心钻透颅骨，划开硬脑膜，记录电极于靶点上记录。要在屏蔽的环境中进行，限制室内人员的活动，尽量减少外界的电、声音、手机以及其他电磁辐射的干扰。

正常大鼠 STN 的平均放电频率是（13±18）Hz，大鼠 STN 神经元的细胞外放电呈三种放电模式，分别为规则放电、不规则放电和爆发放电。正常大鼠大部分神经元表现为规则或不规则放电。

STN 在 PD 的发生中扮演着重要的角色。它主要接受来自皮质、丘脑以及苍白球外侧核的传入纤维，传出纤维是以谷氨酸（Glu）为递质的兴奋性纤维，最终投射到苍白球内侧部或黑质网状部，然后由苍白球内侧核或黑质网状部发出抑制性纤维至丘脑，而丘脑则发出传出纤维起到兴奋皮质的作用。所以，STN 在机体运动调节过程中起着关键作用，被描述成基底节活动的动力源泉。在 PD 过程中，STN 被认为是过度兴奋的，STN 在模型成功后，大鼠放电数量增加；大鼠的在生理和病理状态下放电模式上发生了较大的变化，暴发式的放电明显增多。暴发式放电在黑质毁损后更易发现，这与其病理变化有关。当帕金森模型建立以后，黑质内及纹状体的多巴胺能神经元的数目明显减少，造成了多巴胺能神经元与 GABA 神经元平衡的失控。这是一个平衡稳态的变化，因此其放电的模式也随之发生了变化。在大鼠生理状态下，正常放电的比例与暴发式放电的比例是平衡稳定的，而在模型制作成功后，大鼠的病理状态发生了改变，随之，放电模式也发生了改变，变为失平衡状态。

暴发式放电在 PD 的病理生理学方面的作用尚不完全清楚。可能源于 DA 的重度耗竭，是晚期帕金森病的特征。以往人们将 PD 状态下 STN 的高活动性的产生解释为黑质 DA 能神经元的丢失导致基底节间接通路功能异常，使得 GPe（外侧苍白球）对 STN 的 GABA 能通路的抑制作用减弱所致。而最近的研究结果表明除了 GPe 外，其他部位如大脑皮质和丘脑的束旁核 Glu 能的兴奋性传入增加也是引发 STN 高活动性的关键因素。STN 的病理性的活动模式改变了 SNr（黑质网状部）、GPi（内侧苍白球）、GPe 和 PPN（脑桥脚核）的电生理和代谢活动，扰乱了基底节的正常生理功能，从而产生了运动症状。此外，STN 的暴发放电诱导了 SNc（黑质致密部）的暴发放电模式，增加了 DA 的释放，这是 DA 耗竭后最初的代偿机制，但 STN 的 Glu 能神经元的过度释放导致了兴奋性毒性损伤，促进了 DA 能神经元的丢失，从而加速了 PD 病情的进展。

PD 模型组大鼠 GP 神经元较生理状态下神经元平均放电频率增加，在 PD 病理状态下，GP 内神经元活动增多、增强，GP 神经元的过多放电是导致 PD 患者行为学改变的直接原因。PD 病理状态下，神经元放电模式的种类较生理状态减少，即病理状态下神经元放电更趋于一致和同步化。同时 GP 神经元的放电模式也有明显变化，在生理状态下记录到四种放电模式，即低频放电、簇状放电、高频放电、高频放电伴随簇状放电。PD 病理状态下可记录到三种放电模式，即持续高频放电、高频伴簇状放电、高频暴发式放电。在对生理及病理状态下记录的放电模式进行分析比较时可以明显发现其相对应关系，由于 PD 模型导致的 GP 电活动的增加，使得低频放电演变为持续高频放电；簇状放电演变为高频伴簇状放电；高频放电和高频放电伴随簇状放电演变为高频暴发式放电，其电生理学意义非常明显。与生理状态相比较，PD 病理状态下细胞平均放电频率升高，显示在 PD 病理状态下，GP 内神经元活动增多、增强。PD 病理状态下，神经元放电模式的种类较生理状态减少，即病理状态下神经元放电更趋于一致和同步化。

【影像学评价】

MRI 应用高分辨率 MRI 装置可在活体状态下连续观察 PD 模型内部的改变，有助于观察 PD 大鼠模型的发病进展，进而客观评价和检测 PD 大鼠模型。利用 MRI 对大鼠术后 1 天至 5 周进行活体连续观察。可以发现 PD 大鼠第 1 周毁损侧黑质较对侧出现了明显的 MRI 低信号区，说明 PD 大鼠黑质 MRI 低信号区由于 6 – OHDA 对神经元急性严重损伤作用引起的。随着时间的延长，毁损组 PD 大鼠黑质 MRI 低信号逐渐减少，说明黑质多巴胺能神经元发生退变死亡的同时，伴随有小胶质细胞与星形胶质细胞显著增生。MRI 扫描可以连续观察活体帕金森病大鼠模型的毁损情况，是客观评价和检测帕金森病大鼠模型的一种有效工具。

【病理学评价】

病理学检查：模型成功的动物，10% 水合氯醛过量麻醉，开胸，经心脏从胸主动脉滴入（或经恒流泵输入）0.1mol/L 的磷酸缓冲液（pH 7.3～7.4）或 1% 的多聚甲醛（磷酸缓冲液配制）100～150ml，然后继续输入 4% 多聚甲醛（磷酸缓冲液配制）200ml 以进行内固定。全脑取出后，继续在 4% 多聚甲醛溶液中浸泡 24h 以上进行外固定。然后经 30% 蔗糖置换后，OCT 包埋，快速冰冻切片，片厚 10μm。常规病理学检查或进行酪氨酸羟化酶（tyrosine hydroxylase，TH）的免疫组化染色，观察 DA 神经元的数目。可见损伤侧黑质致密部 DA 神经元明显缺失、胶质细胞增生、残留神经细胞固缩、部分胞浆明显肿胀和空泡变，同侧纹状体内 DA 神经元末梢的 TH 反应性大为降低甚至消失。

生化检查：动物迅速断头取脑，速冻至 –70℃。采用立体定位方法穿刺得到损伤侧与未损伤侧纹状体组织标本（湿重大约

0.3mg）。高效液相电化学法（HPLC – ECD）检测中脑黑质、纹状体 DA、高香草酸（HVA）和 3，4 – 二羟基苯乙酸（DOPAC）的含量，可见受损侧上述部位的 DA、HVA、DOPAC 含量均降低。

四、大鼠和小鼠 MPTP 模型

MPTP 的毒性作用最早是在几位年轻的吸毒者上发现的。1979～1982 年期间发现，一群有毒瘾的加利福尼亚年轻人，因吸食新合成的海洛因而患上了严重的不可逆的 PD，这些人出现了典型的 PD 症状，并且用 L – DOPA 及 DA 受体激动剂治疗有效。分析新合成的海洛因时发现，这种海洛因不仅含有 25% 的 1 – 甲基 –4 – 苯基 –4 – 丙酰氧基吡啶，而且还含 2.9% 的 MPTP，随后在不同动物上均证实了 MPTP 导致 PD 的能力。生物化学和组织化学研究证明，MPTP 引起的人的 PD 完全符合临床所见 PD 所有的显著特征，MPTP 在实验动物上可完全再现 PD 患者的各种症状，所以，MPTP 处理的动物可作为一种理想的 PD 模型。

MPTP 本身不带有神经毒性，但它有很强的亲脂性，进入大脑后，先是被脑内细胞线粒体外膜的单胺氧化酶 B（MAO – B）催化变成中间代谢产物 1 – 甲基 –4 – 苯基 –2，3 – 二氢吡啶离子（$MPDP^+$）后，再很快产生自发氧化迅速变成具有毒性的 1 – 甲基 –4 – 苯基吡啶离子（MPP^+），才具有神经毒性作用。MPP^+ 的结构与 DA 的结构类似，所以能够与多巴胺的载体 多巴胺能转运体（DAT）高度亲和，被纹状体内 多巴胺能（DAG）神经元轴突末梢突触前膜的 DAT 运载进入胞体内。

MPTP 诱导的特殊近交品系的 C57BL 小鼠 PD 模型是目前在实验研究中最常用也是最为经典的 PD 动物模型之一，MPTP 进入 C57BL 小鼠体内后作用于黑质 – 纹状体部位，导致其中脑 DAG

神经元大量变性凋亡，纹状体 TH 阳性纤维受损丢失，纹状体内的 DA 和代谢产物 DOPAC、HVA 含量显著下降，十分类似 PD 患者的病理改变；并且，注射 MPTP 后，小鼠出现震颤、运动迟缓、肌肉僵硬及步态和姿势的运动功能障碍等类似于人类 PD 患者的临床症状。在试验过程中使用多种行为学检测法对 PD 小鼠模型类似于人类 PD 患者的临床症状进行检测和评分，进而给予其临床分级，还可根据每次注射的剂量、时间间隔、方式的不同，造成适用于不同实验目的的多种小鼠 PD 模型。主要有皮下、腹腔、静脉等多种方式给予 MPTP，操作较为简便易行，模型代表性好，成功率高，但其动物死亡率与每次给药的剂量和时间间隔有关，剂量愈大、间隔愈短死亡率就越高。操作过程对小鼠的伤害很小不会伤害到脑组织，所以，MPTP 是诱导 C57BL 小鼠 PD 模型的实验室最常用的方法之一，普遍应用于 PD 的发病机制及其治疗方法的探索研究当中。

根据每次注射剂量、间隔时间、方式以及时间长短的不同，可以制成适合于不同研究目的的各种小鼠 PD 模型。包括急性模型、亚急性模型和慢性模型。

1. 急性模型

急性模型 20mg/kg 腹腔注射或皮下注射 MPTP，每次间隔 1 ~ 2h，连续 4 次。优点是建模速度快，损伤严重，缺点是不符合 PD 患者慢性发病的机制，其损伤结果是绝大多数的神经元快速损伤坏死而并非慢性的凋亡过程，且模型有很高的死亡率。

2. 亚急性模型

腹腔注射或皮下注射 MPTP 30mg/kg，每天 1 次，连续 5 ~ 10d。优点是建模速度一般，但是成活率较高，损伤没有急性模型严重，具有一定 PD 发病的特点，DAG 神经元有部分凋亡，可能是 MPTP 导致黑质 caspase - 3 的活化、蛋白表达增高所致。缺点是损伤时间比急性模型长，与 PD 患者慢性发病的机制还是差别较大，其损伤的 DAG 神经元虽有部分凋亡但是还是存在很多坏死。在急性和亚急性模型中，MPTP 的毒性作用使纹状体内 DA 水平及其代谢产物随着纹状体突触 DA 摄取的递减而减少，但是，随着存活时间的延长，MPTP 对小鼠的损伤是可逆的。并且 MPTP 诱导的急性和亚急性 PD 动物模型尽管都有 DAG 神经元的损失，但是在运动障碍方面不够典型。所以目前的研究都表明，MPTP 诱导的急性和亚急性模型只是一个短暂的对于黑质 – 纹状体神经元容易发生逆转的神经毒性作用，而不是长期神经退行性变化的结果。因此，快速由 MPTP 的神经毒性诱导的传统方法无法模拟缓慢、渐进性的人类 PD 特征。

3. 慢性模型

腹腔注射或皮下注射 20mg/kg 或 30mg/kg，每周 2 次或每 3.5d 一次，连续注射 10 次。注射过程中也可以按照需要进行联合用药以增强效果，如同时使用丙磺舒或其他增效药联合 MPTP。优点是建立的 PD 模型死亡率非常低，症状典型稳定，且 DAG 神经元的减少及其轴突终末的损害、DA 含量的降低，其过程稳固不易恢复。还有在形态学观察中，慢性模型 DAG 神经元的丧失为凋亡表现，而且是一个缓慢的、渐进发展的过程，和纹状体内 DA 水平的进行性减少以及与轴突终末对 DA 摄取降低保持一致，与人类 PD 的病理生理生化过程相似。因此小鼠 PD 慢性模型更加适合黑质内 DAG 神经元的变性凋亡等 PD 机制的研究 。

不论哪种造模方案，在啮齿类动物中模拟 PD 的运动障碍仍然存在一定困难，因为尽管人类和啮齿类在各种运动调控的神经解剖基础上存在一定的相似性，但二者行为方式及调节环路发挥作用的过程并非完全一致。几种常用的行为学评价方法可以从不同角度反映 MPTP 的神经毒性作用，如用于评价少动的旷场实验

（即自发活动）、评价运动迟缓和平衡协调能力的滚筒实验、爬杆实验以及评价步态异常的步态分析等，然而上述指标在文献报道中随各种造模方案的不同，其结果和敏感程度也不尽相同，而且有的出现自发恢复的情况。

4. 行为学评价

（1）旷场实验：即自发活动，是检测 MPTP 损伤后少动的常用指标。同时将 4 只小鼠分别放入观察箱（长 25cm，宽 25cm，高 25cm）中适应半小时后，再连续录像 30min，计数三个 5min（1 ~ 5min，10 ~ 15min，20 ~ 25min）动物竖立次数，取平均值（rearing number）作为垂直运动指标；录像结束后由系统自动进行轨迹分析，得出 30min 平移距离，作为水平运动指标。该实验要求环境保持绝对安静，每换 4 只小鼠要清除观察箱内粪便，并用酒精棉球擦拭干净祛除气味干扰。

（2）滚筒实验：将动物放在变速滚筒上，5min 内转速由 4 转/分增加到 40 转/分，记录小鼠在滚筒上停留的时间，即掉落潜伏期，测量 3 次取平均值，每次测量间隔至少 1h。动物需在该实验前训练一段时间，方能表现出与 MPTP 病理及生化损伤的相关性，故本实验在动物 8 周龄时先给予强化训练 2 周，每日一次，以滚筒停留时间不低于 150s 作为筛选条件。

（3）爬杆实验：爬杆实验按以下方法进行：将直径 2.5cm 的软木塞球置于一垂直的长 50cm、直径 1cm 的杆的顶部。为了防止打滑，该杆用双层纱布包裹。将小鼠放置于顶部的软木塞球上，记录动物在球上转向向下的时间、爬过杆的上半部分所需的时间、爬杆的下半部分所需的时间。若 3s 内完成记为 3 分、6s 内完成记为 2 分，多于 6s 完成记为 1 分，结果以合计的总分表示。

（4）牵引实验：将小鼠的前爪悬挂在一水平电线上。动物若两只后肢都能抓住电线记为 3 分，一只后肢能抓住电线记为 2 分，两只后肢都不能抓住电线记为 1 分。以总分表示结果。结果发现，在 MPTP 处理后 10～20 天，运动、活动和反应（肢体损害的爬杆实验得分、牵拉实验得分）均降低。

（5）步伐测定：以长 50cm×宽 4.5cm 木板作底板，两侧用长 40cm×高 8cm 的木板作墙，墙与底板之间留有长 30cm 的缝隙，以便将 A4 白纸插入底板。跑道前端为黑暗的鼠笼，末端为光照的入口。入口处涂以油彩，当小鼠因怕光而进入鼠笼时，会在白纸上留有脚印。每只小鼠测量 3 次，记录中间所有步伐距离，求平均值。

5. 病理组织学评价

在 MPTP 处理后的 10～20d 内，纹状体的 DA 和 DOPAC 含量降低大约 70%；这种降低在 MPTP 处理后的 30～40d 时，有部分的恢复。NA 的含量并未见降低。在下丘脑和大脑皮质，DA 和 DOPAC 的含量未见降低。在 MPTP 处理后一个月，只有黑质受到影响，其他脑区，包括纹状体、大脑皮质、小脑和脑干都未见病理性改变。MPTP 处理的小鼠，大多神经元胞浆呈现电子密度的退行性改变，高尔基器和线粒体呈变性性改变，形态变形。在纹状体，许多神经元突起充满膜性结构包裹的粗大的电子致密颗粒。

五、MPTP 诱发猫 PD 模型

【实验设备】
同前。

【实验材料】
雄性家猫，体重 2.6kg 左右。

【制作方法】

将盐酸 MPTP 溶于生理盐水中（10mg/ml）。给猫腹腔注射 MPTP [5ml/（kg·d）]，连续 5d。

【行为学评价】

1. MPTP 应用后的急性反应

每次腹腔注射 MPTP 后 2~5min，表现出瞳孔扩大；于第二次注射后短暂海洛因毒性反应，如流泪、流涎、头后仰，两眼睁大，伴间断性头向两侧缓慢转动，两后肢屈蹲，两前肢向前伸展，爪向前抓或咬的姿势。

2. MPTP 应用后的 PD 样症状

首次注射 MPTP 后的第二天逐渐表现出表情呆滞、两眼转视、瞬目减少、弓背姿势、头低垂、发音低弱、活动减少、动作笨拙、进食困难。

【病理组织学评价】

黑质神经细胞脱失、数目减少，残留神经细胞变性坏死伴胶质细胞的轻度增生。壳核和尾状核部位的组织结构无异。

【生化指标评价】

猫黑质和壳核 DA、DOPAC 及 HVA 含量显著降低，以壳核部位减少为著。DOPAC/DA 和 HVA/DA 之比明显增高。黑质核壳核 3-甲基-4-羟基苯乙二醇（MHPG）、5-羟基吲哚乙酸（5-HIAA）含量亦明显减少（去甲肾上腺素除外）。

六、百草枯诱导的 PD 动物模型

百草枯（PQ），是一种广泛使用的除草剂，对人类和动物有严重毒性作用。PQ 的细胞毒性主要是由于它的氧化还原循环作用，NADPH 细胞色素的 P–450 还原酶、NADPH–细胞色素还原酶 C、线粒体复合物 1、泛醌氧化还原酶等都与 PQ 的毒性作用有关。毒性作用与中脑黑质 DAG 神经元有关，且流行病学调查表明，长期低剂量接触 PQ 的人，PD 的发病概率高于正常人群，揭示 PQ 与 PD 可能有密切的关系。还有研究报道，口服或者低剂量腹腔注射可以诱导出小鼠类似 PD 的症状，并且检测出 DAG 神经元丧失和黑质–纹状体内的 DA 水平降低，所以 PQ 和 MPTP 有相似的神经毒性作用。现在也有研究表明 PQ 和 MPTP 在结构上相似，所以两者的毒性作用途径可能也类似，可以引起小鼠模型的纹状体区 VMAT2 含量减少、DAG 神经元损害，诱导出小鼠 PD 模型。

第三节　非人灵长类动物模型

MPTP 分子量小、亲脂性强，可以通过血–脑屏障入脑。MPTP 本身不具有神经毒性，穿越血–脑屏障后，主要在星形胶质细胞和 5–羟色胺能神经元内被单胺氧化酶 B 作用后转变为有毒性的 MPP^+，然后释放到细胞外。经由高度亲和性的 DAT 进入 DA 神经末梢和胞体。胞内的 MPP^+ 通过耗能的主动转运方式被线粒体摄取并浓聚于呼吸链的复合物 I，从而阻止复合物 I 的电子传递，线粒体功能丧失导致 ATP 耗竭及大量自由基产生。ATP 的减少导致神经元的正常功能停止，而且氧化应激加重了对神经元蛋白质、脂类和线粒体 DNA 的损伤。

利用灵长类动物制作 PD 模型，包括恒河猴、罗猴、鼠猴、猕猴、狨和狒狒等 PD 模型。

常用的制作方法：动物麻醉后，经腹腔注射 MPTP 2～4mg/kg，1 次/d，连续 4～5d，或静脉注射 MPTP 0.35～0.7 mg/kg，1 次/d，

连续 4~6d 。但各种动物所需 MPTP 剂量不同，累积剂量罗猴 1.5~5mg/kg、鼠猴 7~9mg/kg。由于全身用药常造成动物吞咽和活动障碍、动物不能行走和进食、难以饲养，故全身用药的方法已很少用。常用的方法是从一侧颈总动脉注射 MPTP，剂量 0.3~0.7mg/kg，制备单侧 PD 模型；若剂量 0.8mg/kg 时可制作成偏侧为主的双侧 PD 模型。灵长类 PD 动物模型产生与人类相似症状，偏侧 PD 猴模型的行为学表现为肌张力升高、肌肉强直，动作减少，行动迟缓或震颤，以前肢为著，躯体呈屈曲姿势，类似于 PD 症状。

腹腔或静脉注射 MPTP 后第 2d，灵长类动物开始出现 PD 样症状，表现为进行性加重的自发性运动减少，运动缓慢或不能运动，姿势异常，表现为弓背姿势，四肢肌张力增高、弯曲，肢体震颤；吞咽困难，发音减弱，定向反应减弱或完全消失。症状的严重程度与动物的年龄以及 MPTP 的剂量大小有关。左旋多巴治疗 30~60min 行为可改善，可维持 5h 左右；不治疗其行为可维持 8 周以上，因此，可供实验研究需要。颈总动脉注射 MPTP 3~4d 后，形成偏侧 PD 模型，表现同侧肢体行为异常、肢体活动减少、运动迟缓、姿势性震颤等，一般 3~4 周症状明显且较稳定，但对侧正常。经颈总动脉注射 MPTP 制作灵长类 PD 偏侧模型是较为理想的 PD 动物模型。MPTP 灵长类 PD 模型制作方法简单，无需特殊设备，行为学、病理学特征与人类 PD 极为相似，此模型优于 6-OHDA 模型，是目前应用较广泛的 PD 模型，颈总动脉注射 MPTP 制作的灵长类 PD 偏侧模型，由于仅有单侧症状，便于行为学的观察，无吞咽、进食及发声困难等功能障碍，以利于动物长期存活，且行为学表现也较长期稳定，可用于药物治疗、脑组织移植、基因治疗研究以及探讨 PD 发病的机制和各种治疗方法的临床前实验研究，但此模型的特点是动物来源少、价格昂贵，广泛应用有一定困难。

MPTP 制作恒河猴 PD 模型实验

【实验设备】

同前。

【实验材料】

恒河猴。

【制作方法】

1. 盐酸氯胺酮（8mg/kg 体重）肌内注射，约 5min 后，恒河猴进入麻醉状态。

2. 固定于实验动物手术台，颈部剃毛。术野常规消毒，铺无菌巾。取颈部旁中线旁开 0.5cm 纵行切口，自胸骨上凹向上长约 3cm。

3. 逐层切口皮肤和皮下组织，恒河猴皮下组织较少，注意颈前部静脉血管，如出血应及时处理，保证术野清晰。在胸锁乳突肌内缘，沿气管旁钝性分离至暴露颈总动脉分叉。

4. 完全暴露颈总动脉分叉，分离出颈内动脉和颈外动脉，用套线临时阻断颈外动脉。按 1.2mg/kg 剂量抽取新鲜配制的 MPTP 生理盐水溶液 1ml，用 1ml 注射器穿刺颈总动脉，顺血流方向缓慢注射，在 2min 内注射完毕。拔针后 2min 解除对颈外动脉的阻断。

5. 药物注射完毕后，快速拔除针头，由于动脉压力较大，压迫 5min。确定无明确出血后，清点确认手术器械、纱布、缝线无误，间断全层缝合皮肤。

6. 模型动物的术后处理、观察和症状诱导。

7. 术后肌内注射青霉素钠80万U/日，应用3日，第5日拆线。部分动物自行拆除缝线。术后每日观察记录动物进食、面部表情、姿势、肌张力、肢体活动情况。术后1周将新鲜配制的阿朴吗啡（Apomorphine，Sigma）生理盐水溶液按0.2mg/kg行肌内注射。检测其旋转行为。以恒河猴向造模手术对侧旋转大于等于6次/分、肌张力增高、运动减少、反应迟钝为模型成功。

【行为学评价】

腹腔或静脉注射MPTP后第2d，灵长类动物开始出现PD样症状，表现为进行性加重的自发性运动减少、运动缓慢或不能运动、姿势异常，表现为弓背姿势，四肢肌张力增高、弯曲，肢体震颤；吞咽困难，发音减弱，定向反应减弱或完全消失。

UPDRS量表是最常用的人体临床评定量表。对其进行部分修改，可用于猴运动功能的评定。包括7项内容：面部表情（0~4），静息震颤（0~4），运动或姿势性震颤（0~4），僵化（0~4），姿势（0~4），步态（0~4），身体运动迟缓和运动功能减退（0~4）。总分范围0~28，分数越高代表运动功能越严重。

Imbert量表包括13项内容：静息震颤（每侧手臂0~3），运动震颤（每侧手臂0~3），身体姿势（0~3），平衡（0~2），僵化（每侧手臂0~3），手臂动作频率（每侧手臂0~3），运动精度（0~1），步态（0~2），攀移敏捷性（0~1），一般活动（0~2），面部表情（0~1），自发互动性（0~1），刺激后互动性（0~1），发音（0~1）。总分范围0~39，分数越高代表运动功能越严重。

Benazzouz量表包括7项内容：震颤（0~3），运动迟缓（0~3），姿势变化（0~3），叫声（0~2），起步困难（0~2），僵直（每侧手臂0~3）和运动频率（伸手拿水果，0~3每侧手臂)。总分范围 0～25，分数越高代表运动功能越严重。

Canadian 量表包括 9 项内容：姿势（0～2），移动（0～1），攀爬（0～1），步态（0～1），饮食（0～1），梳理毛发（0～1），叫声（0～1），与其他猴的交流（0～1）和震颤（0～1）。总分范围 0～10，分数越高代表运动功能越严重。

Kurlan 量表包括 10 项内容：面部表情（0～3），静息震颤（0～3），运动性或意向性震颤（0～3），姿势（0～2），步态（0～3），运动迟缓（0～4），平衡协调（0～3），上肢的全部运动技能（0～3），下肢的全部运动技能（0～3）和防御反应（0～2）。总分范围 0～29，分数越高代表运动功能越严重。

Papa 量表包括 9 项内容：姿势（0～2）；步态（0～2）；震颤（0～2）；一般移动性（0～4）；手部动作（0～2）；攀移（0～4）；抓握食物（0～1）；饮食（0～1）和社会互动性（0～2）。总分范围 0～20，分数越高代表运动功能越严重。

Schneider 量表包括 8 项内容：下肢运动（使用频率和能力，0～3），上肢运动（使用频率和能力，0～3），抓握食物的能力（0～3），手臂运动范围（0～3），运动迟缓（0～3），运动功能亢进（0～3），震颤（0～3，静息性或运动性），肌张力障碍（0～3）。总分范围 0～24，分数越高代表运动功能越严重。

Smith 量表包括 7 项内容：震颤（0～3），姿势（0～2），步态（0～4），运动迟缓（0～4），平衡协调（0～2），所有运动技能（0～3）和防御反应（0～2）。总分范围 0～20，分数越高代表运动功能越严重。

MPTP 诱导的帕金森病猴运动功能障碍的严重程度及其对左旋多巴治疗的反应，用不同的评分量表评估，差别显著。由于每个量表都有自己的评定标准及分级，导致不同实验室实验结果的可比性较差。比较这 8 种行为学量表，可以发现，Kurlan 量表是更科学、更合理的量表。它所涵盖的 10 项内容对于模型猴帕金森症状的严重程度及其对左旋多巴的反应的评判更贴切。

【电生理评价】

在帕金森病状态下，STN 神经元电活动发生了一系列改变，主要表现为特异性投射纤维减少、放电频率增高、暴发式放电增多、神经元放电呈与震颤相关的震荡模式。影响 STN 自发放电的传入纤维主要来自运动皮质、外侧苍白球、束旁核及脚桥核。根据这些投射对 STN 所起的作用，可以将其分为兴奋性投射和抑制性投射，目前认为，兴奋性的皮层 – STN 通路和抑制性的内侧苍白球 – STN 通路是 STN 的主要调节结构。传统的观点认为，黑质神经元变性坏死，多巴胺合成减少，引起内侧苍白球 – STN 通路活动异常，是 PD 中 STN 过度活动的主要原因。

在生理状态下 STN 神经元平均放电频率为 2.03 ± 1.12Hz，而在 PD 病理状态下其平均放电频率为 9.58 ± 0.85Hz，两者有明显统计学意义。在 PD 病理状态下所谓震颤细胞的出现致使簇发放电的神经元数目增多以及连续放电的神经元放电频率的改变，均导致了 STN 神经元的放电频率明显增加，进而出现一系列 PD 病理症状。临床研究表明在 PD 病理状态下 STN 神经元中存在与肢体震颤密切相关的震颤细胞，从而导致了患者的肢体震颤。在 PD 病理状态下由于震颤细胞的出现，细胞放电频率明显增加，通过直接和间接环路的作用破坏了脑功能的平衡从而导致肢体震颤的发生。与苍白球神经元簇发放电模式不同，STN 神经元的簇发放电多呈现短促的连续簇发放电，每簇放电多在 1m 内结束，重复模式较为规则，这可能与 STN 神经元电活动的特性有关。

电生理记录结果表明，猴 PD 模型 GP 神经元较生理状态下细胞平均放电频率明显增加，显示在 PD 病理状态下，GP 内神经元活动增多、增强。在 PD 病理状态下，猴 GP 神经元簇发放电较生理状态明显增多，其中 GPi 神经元表现为连续高频簇发放电，其放电间断期短，常常形成连续暴发放电，即病理状态下 GPi 神经元放电更趋于一致和同步化；而 GPe 神经元在生理状态下有明显的簇发放电，其放电模式也较 GPi 神经元少，存在神经元同步化放电状态，在 PD 病理状态下仅表现出这种放电模式的频率明显增加，簇发放电比率增加，放电模式更加稳定。

【影像学评价】

MRI 是目前公认的无创影像学技术，具有极佳的软组织对比度和较高的空间分辨率，可以进行任意角度成像，并且有多项成像参数可供选择，与其他影像学检查手段相比，在显示脑组织的形态学方面有很大的优势。有学者选用 MRI 对猴 PD 模型的黑质变化进行评价研究，结果显示 PD 模型建立成功的主要表现为：T2WI 可见中脑黑质范围缩小和黑质内出现局灶性高信号。

【病理组织学评价】

所用动物在制模成功，完成所有实验内容后取猴脑行组织学检查。氯胺酮 4mg/kg 肌内注射麻醉后固定，再给予肌内注射 6mg/kg 深度麻醉，开胸后暴露心脏，剪开心包，夹闭下腔静脉，将灌注针插入心尖，切开右心耳，先以 1000ml 生理盐水快速灌注，再用 1000ml 4% 多聚甲醛固定液先快后慢灌注约 40～60min，开颅后将脑组织完整取出，置于 4℃原固定液内固定 2d，对照解剖图谱，确定基底节区、脑干的位置，将脑组织左右分开，取出所需部位，切成 0.5cm×1cm 大小组织块，标记编号后梯度乙醇脱水，二甲苯透明和常规石蜡包埋。连续冠状切片并编号，HE 染色定位后，行尼氏（Nissl）染色、酪氨酸羟化酶免疫组织化学检测，光镜下观察脑组织形态。

在给予 MPTP 后 6~9 个月，注药侧与对侧相比黑质酪氨酸羟化酶阳性神经元数目明显减少，为对侧的 15%~35%，残留神经元变性部分细胞胞浆明显肿胀、空泡变性或者固缩坏死，其中致密带较网状带更加严重，可见噬细胞现象，伴胶质细胞增生，纹状体区的 TH 阳性纤维变的稀疏纤细。Nissl 染色光镜可见 MPTP 注射侧的黑质的神经细胞数目明显减少，残留神经元变性，部分细胞胞浆明显肿胀、空泡变性或神经元固缩坏死，可见噬神经细胞现象，伴轻度胶质细胞增生。

参 考 文 献

[1] Mark Ledoux. Animal Models of Movement Disorders. Elsevier，2015.

[2] 贾建平，陈生弟. 神经病学. 七版. 北京：人民卫生出版社，2016.

[3] 盘晓荣，胡玉英，俸道荣，许立民. 单点注射 6－羟基多巴胺成功建立帕金森病大鼠模型的实验研究. 中国临床新医学，2016，10（3）：993－994.

[4] 王月平，高国栋. 帕金森病大鼠丘脑底核的时间相关性放电模式分析. 神经解剖学杂志，2007（5）：9.

（朱君明，蒋鸿杰，浙江大学医学院附属第二医院）

第四章　脱髓鞘病变动物模型

第一节　脱髓鞘病变概述

脱髓鞘疾病（demyelinating diseases）是指由神经系统病变引发的以炎症髓鞘破坏、崩解和脱失为主要特点的疾病，包括多发性硬化（multiple sclerosis，MS）、视神经脊髓炎（neuromyelitis optica，NMO）、急性播散性脑脊髓膜炎（acute disseminated encephalomyelitis，ADEM）等。多发性硬化多好发于 20~40 岁的中青年人群，临床表现因病灶部位不同而各异，常见有视力减退、失明、感觉障碍、瘫痪、复视、言语障碍、运动性震颤、自主神经功能异常等，致残率高，严重影响患者的生活质量，给家庭和社会带来极其严重的负担。目前其具体的发病原因尚不清楚，多认为是受到环境和遗传因素的影响，由病毒感染而诱发的一种自身免疫性疾病。由于 MS 的组织标本不易获得，即使得到少数标本也只限于疾病最后阶段的尸检或疾病进展时的活检，而这些都不能反映疾病的整个病理过程，因此为了系统的研究 MS 的发病机制、病理改变，需要建立一个稳定可靠的 MS 动物模型。

脱髓鞘疾病发生发展的机制未明，目前尚无有效的治疗手段。但近来多种相关动物模型的建立并完善，给疾病的研究提供了良好的实验基础，因此本章节简述几种常见的动物模型制备方法，以期为研究提供相应参考。

（冯娟，曹斌，王珏，中国医科大学盛京医院）

第二节　实验性自身免疫性脑脊髓炎模型

实验性自身免疫性脑脊髓炎（experimental autoimmune encephalomyelitis，EAE）的临床表现及病理改变与多发性硬化（multiple sclerosis，MS）十分相似，因而成为研究 MS 的经典动物模型。模型制备多应用髓鞘少突胶质细胞糖蛋白多肽（myelin oligodendrocyte glycoprotein，MOG）、髓鞘碱性蛋白（myelin basic protein，MBP）及髓鞘蛋白脂质蛋白（myelin proteolipid protein，PLP）等成分免疫动物，使其出现炎症脱髓鞘症状。目前国内外认可的 EAE 模型多由两种机制构建，一是各种髓鞘蛋白主动免疫诱导，另一种为特异性 T 细胞过继转移被动免疫诱导，现简要叙述如下。

一、MOG_{35-55}免疫原制备 EAE 模型

MOG 限制性表达于髓鞘膜和髓磷脂少突胶质细胞表面，虽含量较少但具有较高的免疫源性，可刺激 T 淋巴细胞反应。应用 MOG_{35-55} 为免疫原诱发的 EAE 模型多表现为缓解 – 复发型，可以较好地模拟 MS 患者的病情，越来越多地被国内外学者所认可。

【实验设备】
同前。

【实验材料】
实验动物：C57/BL6 小鼠，雌性，8~12 周，体重 18~20g。

【制作方法】

1. 完全抗原的制备

将结核菌素（mycobacterium tuberculosis, TB, strain H37RA）溶于不完全弗氏佐剂（incomplete Freund's adjuvant, IFA）中，配置成终浓度为 8mg/ml 的完全弗氏佐剂（complete Freund's adjuvant, CFA）。MOG$_{35-55}$水溶液与等体积的 CFA 混合，用注射器在冰上反复推拉，制成油包水乳液（即完全抗原），备用。其中，完全抗原滴入水中，应保证完整不分散，即成滴状浮于水面。

2. 模型诱导

应用 1ml 注射器，将完全抗原在小鼠后背部 4 点皮下注射（注射位置以靠近体表淋巴结为佳），剂量为 0.2ml/只（MOG$_{35-55}$, 200μg/只），并于免疫 0h 和 48h 时分别腹腔注射百日咳毒素（pertussis toxin, PT）200ng。

【行为学评分】

应用神经功能评分表判断 EAE 模型建立是否成功，常用 5 分法。0 分：无症状；1 分：动物尾部肌张力降低；2 分：双后肢无力，被动翻身可恢复；3 分：动物双后肢瘫痪，被动翻身不可恢复，但给予刺激后可挪动；4 分：双后肢瘫痪，前肢瘫痪或肌力减弱伴尿便失禁；5 分：濒死状态。得 2 分及以上为发病动物。

也有用 7 分法评价模型建立是否成功。7 分法评分标准（Hooper, 1995）分级如下：0 分为不发病；1 分为尾巴半瘫；2 分为尾巴全瘫；3 分为步态异常；4 分为后肢轻瘫；5 分为后肢重瘫；6 分为前肢累及；7 分为濒死状态或死亡。

15 分法评分标准（Weaver, 2005）将尾巴活动分为 3 个等级，肢体活动分为 4 个等级，通过累积分数得出评分（表 4-1）。若出现死亡则总分记为 15 分。

一般评价方法：免疫当天起每天对小鼠称重，并采用双盲法进行神经功能评分。由两位非实验人员观察并评价，参照评分细则进行评分。首先由一位人员进行 5 分法和 7 分法评分，两者可以同时进行。上述评分 30 min 后，再由另外一位观察者进行 15 分法评分。由于小鼠昼夜活动差异很大，每天均于上午 8 时进行评价。

免疫后每天对小鼠进行临床评分，EAE 组小鼠免疫后第 14～19 天开始陆续发病，发病前毛色发暗，活动减少，食欲较差，反应迟钝。首发症状多为尾部远端无力下垂，体重明显减轻，临床评分随着时间延长增加，第 18～22 天为高峰，表现为尾部完全松弛无力、蹒跚步态、大小便失禁、后肢或四肢瘫痪、人为翻身不能及不能站立等。发病高峰过后，EAE 小鼠的体重逐渐恢复，症状有所缓解，但直至第 35 天仍有部分小鼠遗留有尾部拖垂的症状。双后肢瘫痪可以维持很长天时间（＞60 天）、个别可长达 3 个月。对照组未出现临床神经系统症状。

表 4－1　15 分法的神经功能评分法

观察部位	临床症状	分值
	无症状	0
尾巴	尾巴张力减低或尾巴远端瘫痪	1
	尾巴全瘫	2
	无症状	0
	步态不稳	1
四肢	肢体轻瘫，行走时肢体拖曳	2
	肢体全瘫，行走时肢体外翻	3

【病理观察】

1. 光镜检查

（1）标本制备：于动物免疫后 35 天后，2% 戊巴比妥

0.75ml/只腹腔麻醉，对照组、EAE 模型组常规经心脏左心室、升主动脉灌注生理盐水 20ml，随后灌注 4% 多聚甲醛 80ml 后取脑、脊髓（颈膨大至腰膨大），将脑矢状位分为左右两部分，将左侧脑组织和脊髓浸入 4% 多聚甲醛过夜、0.1mol/L PBS 24h、70% 乙醇 30min、95% 乙醇 I 60min、95% 乙醇 II 60min，100% 乙醇 I 60min、100% 乙醇 II 60min、60℃ 二甲苯 I 60min、60℃ 二甲苯 II 60min、60℃ 石蜡 I 60min、60℃ 石蜡 II 60min 后恒温石蜡包埋机包埋。将石蜡包块用切片机连续切成 4μm 切片，分别做 HE 染色（Hematoxylin – eocin staining）、LFB（Luxol fast blue）髓鞘染色、Bielschowsky 银染色及免疫组化研究。

（2）光镜下结果：对照组病理检查未见异常，与临床符合。EAE 模型组脊髓腰膨大 HE 染色表现为血管周围炎性细胞浸润；LFB 髓鞘染色脊髓白质可见大小不等的片状髓鞘脱失和髓鞘重建；Bielschowsky 银染显示大量轴索肿胀变形和轴索卵形体。35 天 EAE 模型：主要表现为血管炎伴周围髓鞘脱失，典型的病变表现为：①血管"袖套"样改变，脑白质或脊髓内多处小血管尤其是小静脉周围有大量炎细胞（单核细胞、淋巴细胞和中性粒细胞）渗透；②神经元变性，尤其是脑室周围神经元胞体存在明显细胞内水肿；③卫星现象，由 3~5 个胶质细胞围绕变性的神经元所形成的现象；④胶质细胞结节，可见多个胶质细胞增生而形成的胶质细胞结节；⑤神经细胞坏死后，胶质细胞进入胞体和突起，形成噬神经细胞像；⑥严重的可见小胶质细胞大量增生，吞噬髓鞘的破坏产物类脂质和髓鞘碎屑而形成格子细胞。其中可见少量浆细胞和红细胞。脊髓 LFB 髓鞘染色可见脊髓有大小不等的片状脱髓鞘区。炎性细胞浸润弥散，灰白质受累，尤以灰白质交界区最重，前索及侧索内均有片状脱髓鞘区，同时在脱髓鞘重的组织内有髓鞘重建，即新生的少突胶质前体细胞。脊髓

Bielschowsky 银染显示轴突肿胀、变细，亦可为泡状或断裂，断裂的一端常出现球状肿大即轴索卵形体。

2. 电镜检查

（1）标本制备：取正常组 1 只、EAE 动物免疫后 20 天、35 天后各 2 只，2% 戊巴比妥 0.75ml/只腹腔麻醉，常规灌注后，立即从后颅窝视交叉处剪断视神经，完整取出左侧视神经、脊髓腰膨大白质、左侧脑室周围脑组织，迅速浸入 3% 戊二醛磷酸缓冲液预固定（pH 7.4，4℃），1% 四氧化锇缓冲液（pH 7.4，4℃）后固定，丙酮逐级脱水，Epon812 包埋后，首先切成 500nm 半薄切片，进行甲苯胺蓝染色，光镜观察进行定位，每样本取视神经筛板后眶内段部位、脊髓腰膨大白质及脑白质（脑室周围）做横切面的超薄切片，进行醋酸铀和枸橼酸铅双重染色，电镜下观察。

（2）电镜下结果：EAE 20 天小鼠模型脑室周围病变散在分布，组织间隙尤其小血管周围明显水肿，血管内皮细胞线粒体肿胀，紧密连接处模糊不清。血管腔外分布多个游走的淋巴细胞和单核细胞。实质内淋巴细胞胞浆增多并伸出突起，成为激活的淋巴细胞。神经元胞浆内结构松散，内质网扩张脱颗粒，神经元变性。正常 C57BL/6 小鼠视神经、脊髓膨大。白质超微结构：神经轴索为排列整齐的板层髓鞘所包绕，髓鞘完整、致密；轴索内可见大量的微丝及呈长椭圆形的少量线粒体。EAE 20 天小鼠视神经超微结构的改变：视神经呈现不同程度的髓鞘脱失、鞘结构或疏散或变薄；多数神经轴索内微丝溶解较明显而呈空泡状，髓鞘脱失的神经轴索内富含肿胀的线粒体，其嵴短而少、嵴间隙扩张、基质变薄、电子密度降低。EAE 35 天小鼠视神经超微结构的改变：轴索周围髓鞘脱失出现重建的薄层髓鞘，重建的髓鞘不能达到正常的厚度。EAE 20 天小鼠脊髓腰膨大，白质髓鞘呈松散的层状结构，有脱失及融合、明暗相间消失。轴索内线粒体肿胀、微管结构模糊不清、细胞器完全消失。EAE 35 天小鼠脊髓膨大白质超微结构的改变：轴索周围髓鞘脱失出现薄层髓鞘，重建的髓鞘不能达到正常的厚度，而且轴突与髓鞘厚度的关系不再出现。

二、MBP$_{68-86}$免疫原制备 EAE 模型

MBP 作为髓鞘的重要组成部分，是由少突胶质细胞和施沃恩细胞合成分泌的一种碱性蛋白。该模型多为单相病程，没有复发与缓解，髓鞘脱失不严重，但炎性细胞浸润显著。

【实验设备】
同前。

【实验材料】
实验动物：Lewis 大鼠，雌性，6~8 周，体重 170~190g。

【制作方法】
1. 完全抗原的制备

主要的实验试剂及来源：①豚鼠髓鞘碱性蛋白 68-86（myelin basic protein，MBP68-86），氨基酸序列为 HYGSLPQKSQR-SQDENPVV，由 automatic Tecan/Syro synthesizer 合成（Multisyntech，Bochum，Germany）；②不完全弗氏佐剂（Incomplete Freund's Adjuvant，IFA）；③结核分枝杆菌（mycobacterium tuberculosis，TB，strain H37RA），将 H37RA 结核菌素溶于中 IFA 中，配制成终浓度为 8mg/ml 的 CFA。MBP$_{68-86}$水溶液与等体积的 CFA 混合，用注射器在冰上反复推拉，制成油包水乳液，即完全抗原，备用。其中，完全抗原滴入水中，应保证完整不分散，成滴状浮于水面。

2. 模型诱导

将完全抗原应用 1ml 注射器对大鼠双后腿足垫进行皮下注

射, 0.2ml/只（MBP$_{68-86}$ 100μg/只），并于免疫 0h 和 48h 时分别腹腔注射百日咳毒素（pertussis toxin，PT）400ng/只。

【行为学评分】

同前。

【病理观察】

脑脊髓内可见大量炎性细胞浸润，围绕血管可形成"袖套样"改变，小血管显著扩张，然而髓鞘脱失不严重。

三、PLP$_{139-151}$免疫原制备 EAE 模型

PLP 作为神经系统含量最丰富的髓鞘蛋白，其诱导的 EAE 模型为复发 – 缓解型，表现为反复的复发缓解，而且表现多样，存在锥体系、锥体外系、小脑等多种神经系统表现，符合人类 MS 多发性的特点。

【实验设备】

同前。

【实验材料】

实验动物：SJL/J 小鼠，雌性，6～12 周，体重 15～24g。

【制作方法】

1. 完全抗原的制备

将 H37RA 结核菌素溶于中 IFA 中，配制成终浓度为 8mg/ml 的 CFA。PLP$_{139-151}$水溶液与等体积的 CFA 混合，用注射器在冰上反复推拉，制成油包水乳液，即完全抗原，备用。其中，完全抗原滴入水中，应保证完整不分散，成滴状浮于水面。

2. 模型诱导

应用 1ml 注射器向大鼠双后腿足垫进行皮下注射完全抗原 0.2ml/只（$PLP_{139-151}$ 200μg/只），并于免疫 0h 和 48 h 时分别腹腔注射百日咳毒素（pertussis toxin，PT）400ng/只。

【行为学评分】

同前。

【病理观察】

模型脑及脊髓内可见大量炎性细胞浸润，围绕血管可形成"袖套样"改变——血管内皮细胞增生肿胀、髓鞘脱失、轴索损伤等。

四、豚鼠脊髓匀浆免疫大鼠法制备 EAE 模型

由豚鼠脊髓匀浆诱导的 EAE 模型均表现为单相病程，为急性 EAE 经典动物模型，病理变化与 MS 急性发作十分类似。

【实验设备】

同前。

【实验材料】

Wistar 大鼠，雌性，6~8 周龄，体重 150~200g。清洁级豚鼠 2 只，雌性，体重 350~450g。

【制作方法】

1. 完全抗原的制备

①取液体石蜡 40ml，羊毛脂 20g 混合、加热并融化制得不完全弗氏佐剂（incomplete Freund's adjuvant，IFA），分装入 10ml 小瓶，高压灭菌后 4℃ 冰箱保存。健康 350~450g 左右雌性豚鼠用 3% 戊巴比妥 45mg/kg 腹腔注射至四肢瘫。②无菌状态下，剪开

胸腔、剥离心包，0.01mol/L 磷酸盐缓冲液（PBS）左心室灌注直至肝脏变白；迅速取其脑脊髓，小心剥离脑脊髓膜后称重，加入等量生理盐水，制成比浓度为 50% 的豚鼠脑脊髓匀浆（guinea pig spinal cord homogenate，GPSCH）。③融化 IFA，1ml IFA 加入约 10mg 的 M. bovis BCG 即制得完全弗氏佐剂（complet Freund's adjuvant，CFA）。④将 CFA 与豚鼠脑脊髓匀浆等体积混合，用注射器反复抽推，制成油包水乳液，即完全抗原，用无菌玻璃注射器连接与注射器针头内径一致的硅胶管后在冰上反复抽打，直至成为油包水乳剂，此即 GPSCH – CFA，为首次免疫抗原，置于冰上备用。

2. 模型制备

将健康、雌性 Wistar 大鼠左后肢足垫皮下注射 GPSCH – CFA 0.4ml/只（或每只大鼠前后足垫真皮下各注射 0.1ml GPSCH – CFA，共注射 0.4ml），然后于每只大鼠右后肢足背皮下注射 0.1ml BPV（百日咳杆菌），破坏血 – 脑屏障，诱导 EAE 模型。免疫后 12～17d 进行神经功能评分。

【行为学评分】

神经功能评分标准被用来判断 EAE 模型是否建立成功，常用 5 分法。0 分：无症状。1 分：动物尾部肌张力降低。2 分：动物尾部麻痹 + 后肢肌张力低。3 分：动物尾部麻痹 + 后肢肌张力重度降低。4 分：动物尾部麻痹 + 四肢麻痹。5 分：濒死状态。得 2 分及以上为发病动物。

自注射免疫抗原当日起，每天两次对大鼠的行为学进行观察。抗原诱导 EAE 后，如果发病，一般都在首次注射抗原佐剂乳化物后 10d 左右开始出现症状，第 2～3 周症状达高峰。大鼠免疫后出现精神萎靡、食欲减退、体重下降、饮水量增加、皮毛不光滑，动物从免疫后第 10d 开始，相继出现活动减少，尾巴张力减低、松弛、下垂、麻痹，后肢无力、麻痹，最后四肢麻痹伴大小便失禁，甚至出现濒死状态等临床症状。存活者常在注射抗原后 3 周左右症状自行缓解，1 月左右基本恢复；随症状缓解，体重也逐渐恢复；如果首次注射抗原 3 周后未出现 EAE 症状，则不再发病。

【电生理评价】

在电生理的检测中，EAE 大鼠的皮质运动诱发电位（MEP）表现为波形缺失的异常表现，而且如果进行连续刺激，MEP 峰值会逐步降低。

【病理观察】

1. 光镜检查

（1）标本制备：将实验动物于免疫后第 15d 给予 10% 水合氯醛（0.3ml/100g）腹腔注射麻醉后迅速开胸暴露心脏，使用一次性采血针针头，并将其与输液器相连，将针头插到左心室心尖靠左部位，迅速剪开右心耳，先用 150～250ml 含有肝素的生理盐水进行冲洗，直至流出液为无色透明为止，约 30～40min，再用 4% 的多聚甲醛缓冲液 200ml 左右进行灌注固定，到肝脏变白变硬，尾部、四肢变硬停止灌注，约 1h 左右。剪开棘突，暴露完整脊髓，取腰膨大段，将其放入 4% 的多聚甲醛中避光保存。并进一步制备石蜡切片，行 HE 染色、Bielschowsky 轴突银染色及 Luxol Fast Blue（LFB）髓鞘染色。

（2）光镜下结果：光镜下 HE 染色可见大鼠的脑和脊髓组织中有大量炎性细胞围绕小血管周围浸润，呈现袖套样改变。浸润的炎症细胞类型主要是淋巴细胞，也可见到中性粒细胞。在疾病发作高峰期，炎症细胞从蛛网膜下隙和血管周围向脑实质中扩散，数量和范围都增加。在慢性期，炎症细胞的浸润也比较明显，但比高峰期有所减轻。Bielschowsky 银染色显示大量轴突肿胀，粗细不等，出现断裂和轴突卵形体的形成，甚至出现轴突的消失，且脊髓病变广泛，程度重于脑部。Luxol Fast Blue 染色显示髓鞘被染成蓝色。正常的中枢神经系统白质含有丰富的髓鞘，因此在大脑的深部白质、小脑白质和脊髓的白质均被染成蓝色。在 EAE 发作初期可见髓鞘被破坏的碎片，但是没有大片的髓鞘脱失。在疾病的高峰期和慢性期，可见大片的髓鞘脱失。

2. 电镜检查

（1）标本制备：取新鲜标本 1mm × 1mm × 1mm 大小，用 2.5% 戊二醛固定，1% 的锇酸后固定，进行常规电镜样品制备、包埋、半薄切片定位，定位后制成超薄切片，铅、铀双染色，然后在透射电镜下观察并摄片。

（2）电镜下结果：电镜下观察 EAE 发病动物，可见脑室周围病变散在分布，组织间隙尤其小血管周围明显水肿，血管内皮细胞线粒体肿胀，嵴模糊或断裂，核部分溶解。紧密连接处模糊不清，血管腔外分布多个游走的淋巴细胞和单核细胞，且淋巴细胞胞浆增多并伸出突起，成为激活的淋巴细胞。视神经和脊髓腰膨大白质髓鞘呈松散的层状结构，有脱失及融合，明暗相间消失；轴突细胞器消失，血管基膜增厚，部分区域局灶性坏死。神经元细胞尼氏小体消失，内质网扩张脱颗粒，且髓鞘脱失与髓鞘重建并存。

五、MOG$_{35-55}$免疫原过继转移制备 EAE 模型

【实验设备】

同前。

【实验材料】

实验动物：C57/BL6 小鼠，雌性，8~12 周，体重 18~20g。

【制作方法】

应用 MOG_{35-55} 免疫原制作 C57 供体小鼠 EAE 模型，方法详见前述。模型诱导 14d 之后，处死小鼠，取出脾脏，研磨取脾单核细胞悬液，并裂解红细胞（操作均置于冰上），应用含 10% 胎牛血清的 RPMI 1640 培养液重悬，调整细胞浓度为（3~3.5）× 10^6/ml，并于细胞悬液中添加 MOG_{33-55}（20μg/ml）、IL-12（10ng/ml）及 IFN-γ 抗体（10μg/ml），置于 37 ℃，5% CO_2 孵箱中培养 70~72h。培养结束后，收集细胞，应用 PBS 调整细胞浓度，腹腔注射剂量为 0.2~0.3ml/只（细胞浓度为 $1×10^8$~2× 10^8/ml），静脉注射剂量为 0.2ml/只（细胞浓度为 $7.5×10^7$~1× 10^8/ml）。

【行为学评分】

同前。

【病理观察】

脑脊髓内可见大量炎性细胞浸润、神经细胞变性坏死、胶质细胞增生，脱髓鞘症状显著。

六、$PLP_{139-151}$ 免疫原过继转移制备的 EAE 模型

【实验设备】

同前。

【实验材料】

实验动物：SJL/J 小鼠，雌性，6~12 周，体重 15~24g。

【制作方法】

应用 $PLP_{139-151}$ 免疫原制作 SJL/J 供体小鼠 EAE 模型，模型诱导 14d 之后，处死小鼠，取出脾脏，研磨取脾单核细胞悬液，并裂解红细胞（操作均置于冰上），应用含 10% 胎牛血清的 RPMI 1640 培养液重悬，调整细胞浓度为 $(3~3.5) \times 10^6/ml$。并于细胞悬液中添加 $PLP_{139-151}$（20μg/ml），IL-12（10ng/ml）及 IL-23（10ng/ml），置于 37 ℃，5% CO_2 孵箱中培养 70~72h。培养结束后收集细胞，应用 PBS 调整细胞浓度，腹腔注射剂量为 0.2~0.3ml/只（细胞浓度，$1.5 \times 10^7/ml~2 \times 10^7/ml$），静脉注射为剂量为 0.2ml/只（细胞浓度 $7.5 \times 10^6/ml~1 \times 10^7/ml$）。

【行为学评分】

同前，一般过继转移 6~9d 后开始发病，应用神经功能评分表判断 EAE 模型建立是否成功，常用 5 分法。

【病理观察】

脑脊髓内可见大量炎性细胞浸润，神经细胞变性坏死，髓鞘脱失严重。

（冯娟，徐栩栩，中国医科大学盛京医院）

第三节　视神经脊髓炎模型

视神经脊髓炎（neuromyelitis optica，NMO）表现为反复发作的视神经炎和脊髓炎，患者体内特异性表达的 NMO 自身抗体免疫球蛋白 G（neuromyelitis optica immunoglobulin G antibody，NMO-IgG）及其靶抗原-水通道蛋白 4（aquaporin 4，AQP4），

使其与 MS 区分开。研究表明，NMO - IgG 与 AQP4 的结合在 NMO 疾病中发挥着至关重要的作用。近年来建立了多种 NMO 体内外实验模型，虽然尚无一种模型能完全模拟疾病的临床表现和病理特征，但都从不同的角度探讨了发病机制，现详述 NMO 的多种体内外模型。

NMO 动物模型主要包括两大类：以 EAE 为基础的 NMO 模型与体内直接注射 NMO - IgG 和补体的 NMO 模型。

一、EAE 为基础的 NMO 模型

腹腔内直接注射 NMO - IgG 并不能成功诱导 NMO 模型，然而在 EAE 模型的基础上再腹腔注射 NMO - IgG，确实可产生类 NMO 病变。该种模型制备方式主要有两种，一是有主动或被动免疫诱导 EAE 模型，再腹腔注射 NMO - IgG，诱导出 NMO/EAE 模型；另一种是先由 CFA 单独诱导，再腹腔注射 NMO - IgG，诱导出 NMO/EAE 模型。EAE 为基础的 NMO 模型是研究 NMO 早期病程的理想模型，但存在多种缺点，如实验动物品种单一，需要较大量的 NMO - IgG，且存在 EAE 本身疾病的干扰。

（一）MBP$_{68-86}$主动免疫诱导的 NMO/EAE 模型

【实验设备】

同前。

【实验材料】

实验动物：Lewis 大鼠，雌性，周龄：8 ~ 12 周，体重 170 ~ 190g。

【制作方法】

制作方法如下：

抽取 AQP4 抗体阳性 NMO 患者的血清，并纯化浓缩提取重组 NMO – IgG。按前述方法，用 MBP_{68-86} 诱导 Lewis 大鼠制作 EAE 模型，在发病高峰后（一般是建模后的 14d 左右），连续 4d 腹腔注射 20mg 的 NMO – IgG。

【行为学评分】

应用神经功能评分表判断模型建立是否成功，常用 5 分法。0 分：无症状；1 分：尾部肌张力降低；2 分：双后肢无力，被动翻身可恢复；3 分：双后肢瘫痪，被动翻身不可恢复，但给予刺激后可挪动；4 分：双后肢瘫痪，前肢瘫痪或肌力减弱伴尿便失禁；5 分：濒死状态。

【病理观察】

取材和组织切片：麻醉动物后，剪开胸腔、剥离心包，PBS 溶液自左心室灌注，直至肝脏变白，4% 多聚甲醛固定，做常规石蜡包埋、切片。

病理改变：脊髓尤其血管周围可见大量的炎性细胞浸润，免疫蛋白及补体沉积，切片可见 AQP4 及 GFAP 染色缺失，软脑膜及灰质 IgG 与补体沉积，但该模型无法造成髓鞘损伤。

（二）MOG_{35-55} 主动免疫诱导的 NMO/EAE 模型

【实验设备】

同前。

【实验材料】

实验动物：SJL/J 小鼠，雌性，8 ~ 12 周，体重 18 ~ 20g。

【制作方法】

抽取 AQP4 抗体阳性 NMO 患者的血清，并纯化浓缩提取重组 NMO - IgG。按前述方法，用 MOG_{35-55} 诱导 SJL/J 小鼠制作 EAE 模型，在发病高峰后（一般是建模后的 14d 左右），连续 4d 腹膜注射 10mg 的 NMO - IgG。

【行为学评分】

同前。

【病理观察】

相比于常规 EAE，该模型发病程度加重，并伴有脊髓较严重的炎性细胞浸润和脱髓鞘症状。

（三）MBP_{68-86} 被动免疫诱导的 NMO/EAE 模型

【实验设备】

同前。

【实验材料】

实验动物：Lewis 大鼠，雌性，6~8 周，体重 170~190g。

【制作方法】

抽取 AQP4 抗体阳性 NMO 患者的血清，并纯化浓缩提取重组 NMO - IgG。按前述方法，由 MBP_{68-86} 诱导的特异性 T 细胞过继转移至 Lewis 大鼠制作 EAE 模型，一般在 4d 后出现体重减轻，此时腹膜注射 10mg 的 NMO - IgG。

【行为学评分】

同前。

【病理观察】

脊髓尤其血管周围可见大量的炎性细胞浸润，免疫蛋白及补体沉积，切片可见 AQP4 及 GFAP 染色缺失，相比于常规 EAE 组，模型发病程度加重。

（四）单独 CFA 诱导的 NMO/EAE 模型

【实验设备】
同前。

【实验材料】
实验动物：Lewis 大鼠，雌性，8～12 周，体重 170～190g。

【制作方法】

抽取 AQP4 抗体阳性 NMO 患者的血清，并纯化浓缩提取重组 NMO－IgG。大鼠双后腿足垫皮下注射 0.2ml 的 CFA（含 400μg 的 H37Ra），此记为第 1d，从第 4d 起，连续 4d 腹腔给予 20mg NMO－IgG。

【行为学评分】
同前。

【病理观察】

脊髓可见大量的炎性细胞浸润，免疫蛋白及补体沉积，血管周围可见 AQP4 及 GFAP 染色缺失。

二、直接注射 NMO－IgG 和补体的 NMO 模型

本模型无需对实验动物预先进行免疫处理，排除其他模型的干扰，直接将 NMO－IgG 与人类补体注射到动物脑内，可直接观

察 NMO - IgG 对中枢神经系统的影响，且仅需少量 NMO - IgG，简单易行，已较广泛应用与 NMO 疾病的基础研究。

（一）直接注射——小鼠 NMO 模型

【实验设备】
同前。

【实验材料】
实验动物：CD1 小鼠，8 ~ 12 周。

【制作方法】
抽取 AQP4 抗体阳性 NMO 患者的血清，并纯化浓缩提取重组 NMO - IgG（浓度为 6 ~ 38mg/ml），并从健康志愿者体内提取人类补体。

动物麻醉后，置于小鼠脑立体定位仪上，并应用加热灯使小鼠保持体温 37 ~ 38℃。剪开头颅皮肤以暴露前囟，应用高速钻孔机在前囟右侧钻 4 个孔（以前囟为坐标轴，4 个孔的位置坐标分别为 $(1,0)$, $(1, -1)$, $(1, -2)$, $(2, -1)$。应用 50μl 的气密性玻璃注射器（针头粗细为 30G），各孔深入 3mm 注射 14μl 的 NMO - IgG 与 10μl 的 HC 混合物，再应用 VICRYL 缝合线将头皮缝合。

【行为学评分】
同前。

【病理观察】
注射 NMO - IgG 后，24h 后（疾病前期）、5d 后（疾病后期）将动物麻醉，进行取材固定切片，方法同上。

病理变化：24h 及 5d NMO 模型脑组织尤其血管周围可见大

量的炎性细胞浸润、补体沉积、髓鞘脱失以及 AQP4 与星形胶质细胞染色缺失。

（二）直接注射——大鼠 NMO 模型

【实验设备】
同前。

【实验材料】
实验动物：Lewis 大鼠，雌性，8 ~ 12 周，体重 200 ~ 300g。

【制作方法】
抽取 AQP4 抗体阳性 NMO 患者的血清，并纯化浓缩提取重组 NMO - IgG。该大鼠 NMO 模型不需要外源性补体，反依赖内源性补体。动物麻醉后，转移至脑立体定位仪上，应用加热灯使小鼠保持体温 37 ~ 38℃。剪开头颅皮肤暴露前囟，在前囟右侧 3.5mm 处的颅骨上钻一个直径 1mm 的孔。应用 50µl 的气密性玻璃注射器（针头粗细为 30G），由孔中深入 5mm 注射 10µg 的 NMO - IgG（10µl），滴速控制在 2µl/min，注射成功后应用 VICRYL 缝线将头皮缝合。

【行为学评分】
同前。

【病理观察】
取材和组织切片：注射 NMO - IgG 5d 后，麻醉动物，进行取材固定切片，方法同上。
病理变化：可见脑组织出现类 NMO 病灶，脑内可见大量的炎性细胞浸润、补体沉积、髓鞘脱失以及 AQP4、MBP 与星形胶质细胞染色缺失。

（冯娟，徐栅栅，张鸿，中国医科大学盛京医院）

第四节　毒素模型

毒素诱导中枢神经系统脱髓鞘模型的建立主要有两种方法：①给动物喂食毒性化学物质，毒性物质经血液循环通过血－脑屏障在中枢神经系统中作用于髓鞘或者少突胶质细胞产生脱髓鞘反应；②人工注射毒性物质到动物大脑或者脊髓，毒性物质在注射部位弥散发生脱髓鞘反应。毒素脱髓鞘模型常用的化学物质有双环己酮草酰二腙（Cuprizone）、溴化乙锭（Ethidium bromide，EB）和溶血卵磷脂（lysophosphatidylcholine，LPC）。

一、Cuprizone 模型

Cuprizone，分子式为 $C_{14}H_{22}N_4O_2$，是一种具有强刺激性和毒性的铜腙螯合物。C57BL/6 小鼠是制备 Cuprizone 模型发病率最高的品系。

该模型的优点：①脱髓鞘部位主要集中于皮质、胼胝体、小脑上脚和软膜下区域等；②Cuprizone 作用于少突胶质细胞，而对神经元和星形胶质细胞的影响较小；③Cuprizone 停药后恢复正常粮食喂养的小鼠髓鞘再生修复；④给药方法简单，模型制作便捷；⑤Cuprizone 模型脱髓鞘部位确定，容易重复。

该模型的缺点：Cuprizone 模型与 MS 产生脱髓鞘机制不同，普遍认为 MS 通过免疫 T 细胞介导炎症反应，而 Cuprizone 模型则是选择性损伤的结果。Cuprizone 模型产生脱髓鞘时小鼠的血－脑屏障完整，制备 Cuprizone 模型的周期较长。Cuprizone 模型主要用于研究局部脱髓鞘、髓鞘再生的机制以及抑制脱髓鞘和促进髓鞘再生的药物治疗研究。

【实验设备】

同前。

【实验材料】

C57BL/6 小鼠。

【制作方法】

使用混有 0.2% Cuprizone 的动物饲料喂养 6～8 周龄的小鼠即可建立 Cuprizone 模型。Cuprizone 模型分为急性和慢性脱髓鞘模型。急性脱髓鞘模型是用含 Cuprizone 的饲料喂养小鼠 5～6 周制备而成，但 Cuprizone 喂食 6 周后改为喂养正常粮食髓鞘会自发性地修复。慢性脱髓鞘模型则需喂食至 12 周，停止喂食 Cuprizone 后髓鞘仍难以自发修复。制备 Cuprizone 模型使用 4～6 周龄的小鼠比 6～8 周龄小鼠更容易脱髓鞘，但是周龄太小，死亡率大。

二、溴化乙锭模型

【实验设备】

同前。

【实验材料】

溴化乙锭（Ethidium bromide，EB）。

【制作方法】

早期的模型制备是直接将 EB 注射至基底池或小脑延髓池，然后 EB 弥散至脑桥腹侧面的蛛网膜下隙中产生脱髓鞘，目前是直接将 EB 注射至白质束、脊髓后索、小脑下脚等部位产生脱髓鞘。EB 溶液经典的注射剂量是 0.05% 或 0.1%，注射 EB 后 2~4 周后在目标区域及周边产生明显的炎症脱髓鞘。

该模型的优点是在中枢神经系统直接产生明显的炎性脱髓鞘，并自发性地同步出现髓鞘再生；缺点在于 EB 对脑组织产生创伤，损伤星形胶质细胞。

三、溶血卵磷脂模型

溶血卵磷脂是磷脂酶 A_2 的激活剂，在大鼠中枢神经系统特定部位注射溶血卵磷脂可以加速产生急性炎症脱髓鞘。脊髓胸腰平面背侧核与腹外侧核是最常用的注射部位，通常注射剂量为 $2\mu l$ 的 0.1% 溶血卵磷脂。溶血卵磷脂模型的优点基本和 EB 模型相似，该模型缺点是注射 LPC 部位产生脱髓鞘炎症的区域很小，LPC 对星形胶质细胞和轴突产生损伤。

【实验设备】
同前。

【实验材料】
溶血卵磷脂（lysophosphatidylcholine，LPC）BALB/c 小鼠，雄性，12~17 周。

【制作方法】
对胸椎进行椎板切除术，之后用微量注射器将 0.1% 的 LPC 0.5μl 注射到脊髓后索，进针深度为距离脊髓表面 $275\mu m$。

（冯娟，徐栩栩，中国医科大学盛京医院）

第五节　病毒模型和转基因模型

一、病毒模型——Theiler 鼠型脑炎病毒（TMEV）模型

常用的 TMEV 主要有两类：一类是具有强神经毒性的 GDVⅡ 变种品系，只因其急性炎症反应而不能使耐受动物出现持续性的长期慢性炎症；另一类神经毒性较弱的 Theiler 原种品系 BeAn 和 DA 是建立 TMEV 模型最常用的病毒品系。注射 BeAn 品系的动物在 30～50 天后出现明显症状，而注射 DA 品系的动物则要在 140～180 天后出现。

TMEV 产生脱髓鞘具有以下特点：①脱髓鞘呈慢性过程；②病理改变仅仅限于中枢神经系统；③对于 TMEV 易感的小鼠中脊髓脱髓鞘和轴索损伤十分广泛；④小鼠脱髓鞘部位出现髓鞘自发性修复。该模型在中枢神经系统（center nervous system，CNS）脱髓鞘病毒模型中使用最多，能够较好的模拟脱髓鞘疾病 MS 的特征性病理改变。该模型的缺点：①病毒介导的脱髓鞘炎症环境不能正确反映出 MS 脱髓鞘和轴索损伤的发生过程；②至今尚无一种神经系统性病毒被确认在 MS 发病过程中明确发挥作用；③流行病学显示病毒感染与 MS 临床加剧恶化有关，但不是直接导致 MS 脱髓鞘发生的原因；④TMEV 对实验动物有严格的基因要求，限于一些易感小鼠，如 SJL/J 品系。

二、转基因和基因敲除模型

通过转基因技术使小鼠特异性地表达 MHC－Ⅰ、MHC－Ⅱ分子以及特异性地识别 TCR、BCR 产生 CNS 的自身免疫反应，继而

在小鼠 CNS 产生脱髓鞘。CNS 相关基因敲除小鼠模型对我们认识髓鞘发育形成中的结构蛋白和调节蛋白的功能具有重要意义。

（冯娟，徐栩栩，中国医科大学盛京医院）

第六节　兔 EAE 模型

【实验材料】

10 ~ 15 周龄的雌性新西兰兔（体重 2.5 ~ 3kg），自制新西兰兔脊髓匀浆（R – SCH），自制牛大脑白质匀浆（C – SCH），自制 SD 大鼠脊髓匀浆（M – SCH），不完全福氏佐剂，完全福氏佐剂，结核菌素（H37RA），百日咳疫苗。

【制作方法】

1. 脊髓匀浆制备

R – SCH 制备：新西兰兔用水合氯醛麻醉后。在活体状态下用生理盐水自左心室灌注直至右心耳流出清亮液体，取出脊髓，立即用研磨器研磨进行新鲜匀浆，用量比例为：5g 新鲜新西兰兔脊髓、7ml 不完全福氏佐剂、125mg 卡介苗和 3ml 0.9% 生理盐水，混匀后在冰浴中进行匀浆直至完全混匀为止。M – SCH 制备方法同上。C – SCH 制备：15mg 牛脑白质、0.45ml 完全福氏佐剂和 0.5ml 生理盐水完全混匀，在冰浴中用研磨器研磨成匀浆。

2. EA E 模型的制作及分组

实验组每只新西兰兔后足垫一次性皮下注射含有不同的免疫原的混合匀浆，尽量保证注射在足垫上。正常对照组用 PBS 代替免疫原做成匀浆进行注射。A 组（正常对照组）：注射 PBS 0.5ml；B 组（实验组）：注射 R – SCH 1.4ml；C 组（实验组）：

注射 C – SCH 2.0ml。每实验组各 10 只。正常对照组 15 只。致敏当天计为第 0 天。致敏后，动物自由进食、饮水，每天称体重。

【行为学评价】

临床评分：动物被致敏后，每天采用盲法对动物进行 EAE 临床评分。

评分标准：0 分：无症状；1 分：身体无力，运动减少；2 分：食欲减退，运动性共济失调；3 分：单侧或双侧后肢无力；4 分：完全的后肢瘫痪伴有大小便失禁；5 分：四肢瘫痪或死亡。症状介于两条标准之间以 0.5 分计。

【电生理评价】

电生理发现实验组动物运动传导功能明显受损。

【病理组织学评价】

1. 标本制备

实验组在发病初期，高峰期和恢复期分别取 2 只动物处死做病理组织学观察。对照组也分别在相应的时间点进行病理学检查。其余的动物在实验开始后 60d 处死。处死动物取脊髓和脑组织进行多聚甲醛固定。石蜡包埋切片后 HE 染色和髓鞘染色，不同倍数的光镜下观察组织病理学改变。

2. 光镜下结果

HE 染色光镜下见新西兰兔 EAE 模型发病高峰期的基本病变包括脑膜和软脑膜下单核细胞（淋巴细胞和中性粒细胞）浸润，炎性细胞主要围绕脑脊髓实质内小血管形成"袖套样"浸润，伴有或不伴有弥漫性浸润，浸润的炎性细胞聚集可形成胶质结节。

（冯娟，徐栩栩，中国医科大学盛京医院）

第七节　非人灵长类动物 EAE 动物模型

【实验动物】

1998 年 Jon 等用猴建立了 EAE 动物模型，与啮齿类 EAE 模型相比，其特征更接近人类脱髓鞘疾病 MS，并能以磁共振评估白质损害和神经组织病理改变。

不同种属的猴对 EAE 敏感性不同，其中恒河猴、食蟹猴、Callithrix Jacchus 猴对 EAE 非常敏感，研究发现 MHC－DPB1 等位基因是猴对 EAE 敏感的主要危险因素之一。恒河猴和食蟹猴应用最多，因为其诱发 EAE 发生率高，达 90% 以上，复发率也高；症状出现早，一般在致敏后 6～12d；症状极易观察评价；辅助检查和抽血检查易进行且不影响 EAE 的发展；其临床、病理、生化与免疫学改变与人类 CNS 脱髓鞘疾病极其相似，而且与人种属差异小，药物试验性治疗代表性大，其应用价值大，为研究人类 MS 提供了理想模型。因此实验动物多选择恒河猴或食蟹猴，年龄一般为 3～5 岁，体重为 3.0～5.5kg，雌雄不限。单笼喂养，健康状态良好。

【材料和试剂】

同源猴脑白质匀浆、纯牛髓鞘碱性蛋白（MBP）、完全福氏佐剂（CFA）、卡介苗（BCG）、百日咳菌液、磷酸盐缓冲液（PBS）。

【仪器】

组织匀浆机、低温冰箱、电子天平。

【抗原制备方法】

将准备做抗原的猴颈动脉放血后，快速取出猴脑，生理盐水冲洗后，用生理盐水浸湿的纱布包裹，放置无菌容器里，－80℃低温冰箱保存至使用。诱导当天，在冰块上铺无菌巾，取小块脑组织，去除灰质，将脑白质剪成尽可能碎的小块，无菌纱布包裹于电子天平上称重，而后放入匀浆器中，加入等量的 PBS，于组织粉碎机上制备成脑白质匀浆（匀浆器外放置冰水和冰块，以保持管内温度）。抽取脑白质匀浆于注射器中，加入等量的 CFA，于两个注射器中间加上套管，于冰块上反复推拉抽打（一般约为60~90min），制备成油包水乳剂，备用。

动物的诱导：将脑白质匀浆乳化剂多部位均匀皮下注射至实验动物体内，注射部位可分别在双侧腹股沟及腋窝，每处注射0.2ml，每次3~4处，5~7d 后重复注射一次。致敏后引起细胞介导的迟发型过敏反应。对于不敏感的动物，通过增加佐剂中卡介苗的含量和灭活百日咳菌苗腹腔内注射促使其发病。对照组用 PBS 0.2ml 加等量 CFA 皮下注射，部位同前。

动物模型的修正：诱导的动物，发病急、症状过重的，为了人为操纵病情，给予适量的糖皮质激素治疗，使临床症状缓解或好转，将急性或超急性的模型，转变为慢性。治疗后，在个别动物复发严重时，以同样的疗法治疗。

【行为学评价】

EAE 的病情分级标准：猴 EAE 的临床病情分级标准参照 Massacesi 等报告的猴 EAE 临床病情评分方法，共分6级：0级为正常；1级为嗜睡，厌食，体重下降；2级为共济失调，震颤；3级为视力下降，偏瘫，截瘫；4级为四肢瘫；5级为濒死状态。

实验组动物于接种后大多全部发病，发病率为100%。按照其临床病程可分为以下 2 种类型：①急性型 EAE，病程进展迅速，可于几天之内发展到致命阶段；②慢性复发缓解型或慢性进展型 EAE（CREAE），潜伏期一般为 10~72 天，平均为 35.3 天。CREAE 动物开始发病时，功能障碍较轻，但多有厌食、精神差、脱毛等全身症状，随着病情的反复，体重减轻与病情发展有一定的相关性，在每一个发病周期，动物的体重都经历一次显而易见的下降。实验动物多产生不同程度的神经系统功能障碍，如视力障碍、吞咽困难、眼睑下垂、眼震、运动障碍、截瘫、四肢瘫痪、小脑功能障碍、共济失调、抽搐，短暂癫痫发作及持续性癫痫等，也可出现脊髓及脑干或大脑多部位损害。只呈慢性复发缓解型 EAE 的动物，每一个个体观察到的病程也有很大的变化，有的实验动物呈相对轻度的发病，开始阶段两次发病之间完全缓解，而在后期表现为疾病较严重阶段和不完全缓解阶段交替，特别是在晚期临床症状缓解不完全，体征多进展到下肢轻瘫、偏瘫或四肢瘫。对照组动物，免疫后自始至终无明显变化，除在早期接种局部红肿外，一般情况良好。

【电生理评价】

1. 脑干听觉诱发电位（BAEP）

BAEP 是一种客观的评价听神经传导通路是否正常的一种方法。正常猴和 EAE 组均能记录到清楚的Ⅰ、Ⅲ、Ⅴ波，有时可以记录到完整的Ⅰ、Ⅱ、Ⅲ、Ⅳ、Ⅴ五个波。有研究结果显示 EAE 组与正常组之间在 BAEP 的Ⅰ、Ⅲ、Ⅴ波的潜伏期（PL）、Ⅲ~Ⅴ波的峰间期（IPL）均比正常猴延长，而Ⅰ~Ⅲ波的 IPL 则差异无显著意义。这说明 EAE 组存在着听神经中枢段传导时间延长，提示听神经中枢段存在损害。

2. 脑干三叉神经诱发电位（BTEP）

BTEP 一般可以出现 T_1、T_2、T_3、T_5、T_7 五个波。其各波可能的起源分别是：T_1 波起源于三叉神经的周围段，可能在三叉神经半月节附近；T_2 波起自三叉神经根进入脑干部分；T_3 波起自脑桥感觉主核；T_5 和 T_7 波可能起自内侧丘系或丘脑腹后内侧核。正常猴和 EAE 组均能显示 T_1、T_2、T_3、T_5、T_7 五个波，但 EAE 组一些猴存在着波形变异。BTEP 的 T_7 波的潜伏期（PL）、$T_1 \sim T_7$ 波的峰间期（IPL）、$T_3 \sim T_7$ 波的 IPL 均比对照组延长，其他波 PL 或 IPL 同正常组比较差异无显著意义，这表明 EAE 组猴三叉神经深感觉传导途径中枢传导时间延长，提示 EAE 组猴存在中枢性损害；由于存在以 T_7 波为主的多处 IPL 传导时间延长，提示其损害部位位于脑干较高部位且损害部位较多。

3. 体感诱发电位（SEP）

SEP 是指刺激下肢踝部或腘窝，分别在骶部、腰部或头皮记录到的一系列波，通过对各个波的分析来判断下肢深感觉传导途径的功能情况。目前认为 SEP 的 P_{40} 波为皮层质位，系起源于第一级皮质感觉区的原发反应。马尾电位（CE）是由两个阴性波组成，第一阴性波系马尾感觉根复合动作电位，第二阴性波可能起源于马尾传出神经根或后根传导速度较慢的传入动作电位或腰髓电位的容积传导。P_{40} – CE 代表中枢传导时间，有研究采用刺激猴的腘窝部位来记录下肢 SEP，所用的参数设置基本上同人的下肢 SEP。N_{21} 代表 CE，以 CE 与皮层电位之间 IPL 代表中枢传导时间，正常猴均能记录到 N_{21}、P_{40}。EAE 猴下肢 SEP 的 P_{40}、P_{40} – N_{21} 的 IPL 均比正常猴延长，而 N_{21} 波 PL 的差异则无显著意义，这说明 EAE 组猴存在着下肢深感觉中枢传导时间延长，提示下肢深感觉中枢段传导障碍。在研究中还发现有些猴 P_{40} 延长而 P_{40} – N_{21} 处在正常范围，这可能是病变侵犯到皮层下结构所致。

【影像学评价】

常规 MRI 尤其是 T2WI 可以显示 EAE 病变的解剖分布，病变的空间分布和定位与组织病理学观察有很好的对应性。在猴 EAE 模型中，头 MRI 发现脑部病变的部位与 MS 患者的病变部位相似。病变分布于脑室周围白质、顶枕叶及脑干等部位，部分实验组猴子出现两侧丘脑受累，部分猴子脊髓 MRI 可显示脊髓病变，在脊髓上病变的分布多位于下胸段及腰段。MRI 强化扫描优于 T2WI 上对病变的显示，并且强化与活动性炎性改变及复发时间相关联，所有发病动物，在病程的始发及复发的初始阶段病变均有不同程度的强化表现。

【病理组织学评价】

1. 光镜检查

（1）标本制备：对实验动物麻醉后，从颈静脉放血处死，开颅取脑和脊髓，观察其形态及有无充血和水肿，并称重。一侧脑 -70℃ 保存，一侧用 10% 中性福尔马林或甲醛溶液固定 6 小时，流水冲洗后，从矢状窦将脑切成两半，然后按冠状面分别将额、颞、顶、枕、小脑、脑干、脊髓切成 0.5cm 厚的组织块，在大体观察有病变的部位及附近进行取材，如基底节区、小脑、脑桥、颞叶深部白质等多处，取约花生米大小的组织块。对照组也在相同部位取材。按常规方法制备石蜡切片，并进一步进行 HE 染色、髓鞘染色、免疫荧光染色。

（2）光镜下表现

①HE 染色：见急性型 EAE 猴额、颞、顶、脑干、小脑和脊髓小静脉周围大量淋巴、单核细胞浸润，格子细胞形成及小胶质细胞（ODC）呈袖套状浸润；慢性 EAE 猴额叶深部白质少许炎症细胞浸润及格子细胞形成。

②髓鞘染色：急性型 EAE 猴脱髓鞘病灶微小，分布弥散，小脑、大脑、脑干的白质及视神经均可见；慢性 EAE 猴额叶基底节深部见大的脱髓鞘斑，均分布在小静脉周围，脑干、小脑、视神经未见脱髓鞘病灶，脊髓 C_7、T_1 后索见小灶性脱髓鞘病灶。轴突染色见急性型 EAE 猴轴突变性较轻，表现为颜色深暗不一，粗细不均，病变分布广泛；慢性 EAE 猴表现为颜色深浅不一、粗细不均、扭曲变形及断裂。

③免疫荧光染色：见急性型 EAE 猴额叶深部组织大量 CD_4 淋巴细胞浸润，CD_8 及 B 细胞较少；慢性 EAE 猴额叶深部脱髓鞘病灶周围炎细胞较少，主要是 CD_8 和 B 细胞。胶质纤维染色见慢性 EAE 猴额叶深部白质有大片胶质纤维增生，排列紊乱。

2. 电镜检查

（1）标本制备：迅速将新鲜切取的修整成 1mm × 1mm × 1mm 大小的组织块置于 2.5% 的戊二醛和 2% 多聚甲醛前固定液中固定 3h 以上，取出后，以四氧化锇后固定 1.5h，梯度乙醇脱水，环氧树脂 Epon812 包埋，AO 型超薄切片机切片，醋酸铀及柠檬酸铅双染，最后用透射电镜观察。

（2）电镜下表现：急性 EAE 颞叶深部白质、小脑、脑桥可见到正常的髓鞘内少突胶质细胞胞浆已明显水肿。髓鞘内板层松解和轴突髓鞘分离，而此时髓鞘外板层正常，髓鞘内轴突完好，但少突胶质细胞内水肿明显，线粒体肿胀，嵴模糊或断裂，核部分溶解。脱髓鞘病灶内罕见炎细胞，毛细血管内皮细胞肿胀，紧密连接模糊或断裂，毛细血管周边星形细胞伪足水肿明显，提示血 - 脑屏障破坏。远离病变区可见大量炎细胞浸入，以淋巴细胞为主，其次为小胶质细胞和单核 - 吞噬细胞。慢性 EAE 基底节区、小脑及脑桥白质内见明显的髓鞘脱失或脱落倾向，轴突明显减少，脱髓鞘的轴突变性。病灶中间见极少的淋巴细胞和较多的吞噬髓鞘的吞噬细胞。病灶边缘的轴突有些有薄而规则的髓鞘，其中的少突胶质细胞胞浆内含丰富的微管和内质网，但轴突正常。毛细血管内皮细胞核、基底膜及紧密连接基本正常，附近的星形胶质细胞未见肿胀。

参 考 文 献

［1］苏乐．中枢神经系统脱髓鞘动物模型的研究进展．生理科学进展，2012，43（2）：115－118.

［2］毛悦时．病毒感染与多发性硬化的临床和实验室研究．上海：复旦大学，2006.

［3］刘颖，刘华，辛晋敏，等．Wistar大鼠实验性变态反应性脑脊髓炎模型的制备．山西医药杂志，2005，34（3）：189－190.

［4］龚业莉．可溶性MOG35－55/I－A^{b}二聚体治疗MOG35－55诱发的小鼠实验性自身免疫性脑脊髓炎．武汉：华中科技大学，2012.

［5］师佩佩．CD4$^+$CD25$^+$Treg在大鼠EAE免疫耐受机制中作用的研究．长沙：中南大学，2013.

［6］赵红如．MCI－186干预治疗EAE的疗效及机制研究．苏州：苏州大学，2005.

［7］陈永妍，李林，张旗，等．多发性硬化实验动物模型研究进展．基础医学与临床，2013，33（11）：1500－1503.

［8］Wang J, Chen F, Zheng P, Deng W, Yuan J, Peng B, et al. Huperzine A ameliorates experimental autoimmune encephalomyelitis via the suppression of T cell – mediated neuronal inflammation in mice. Experimental neurology, 2012, 236：79－87.

［9］Yu L, Yang F, Jiang L, Chen Y, Wang K, Xu F, et al. Exosomes with membrane – associated TGF – beta1 from gene – modified dendritic cells inhibit murine EAE independently of MHC restriction. European journal of immunology, 2013, 43：2461－2472.

[10] Li L, Zhang H, Varrin – Doyer M, Zamvil SS, et al. Proinflammatory role of aquaporin – 4 in autoimmune neuroinflammation. FASEB journal : official publication of the Federation of American Societies for Experimental Biology, 2011, 25: 1556 – 1566.

[11] Zhang H, Bennett JL, Verkman AS. Ex vivo spinal cord slice model of neuromyelitis optica reveals novel immunopathogenic mechanisms. Annals of neurology, 2011, 70: 943 – 954.

[12] Bradl M, Misu T, Takahashi T, et al. Neuromyelitis optica: pathogenicity of patient immunoglobulin in vivo. Annals of neurology, 2009, 66: 630 – 643.

[13] Kinoshita M, Nakatsuji Y, Kimura T, et al. Neuromyelitis optica: Passive transfer to rats by human immunoglobulin. Biochemical and biophysical research communications, 2009, 386: 623 – 627.

[14] Kinoshita M, Nakatsuji Y, Kimura T, et al. Anti – aquaporin – 4 antibody induces astrocytic cytotoxicity in the absence of CNS antigen – specific T cells. Biochemical and biophysical research communications, 2010, 394: 205 – 210.

[15] Saadoun S, Waters P, Macdonald C, et al. T cell deficiency does not reduce lesions in mice produced by intracerebral injection of NMO – IgG and complement. Journal of neuroimmunology, 2011, 235: 27 – 32.

[16] Asavapanumas N, Ratelade J, Verkman AS. Unique neuromyelitis optica pathology produced in naive rats by intracerebral administration of NMO – IgG. Acta neuropathologica, 2014, 127: 539 – 551.

[17] Denic A, Johnson AJ, Bieber AJ, et al. The relevance of animal models in multiple sclerosis research. Pathophysiology : the official journal of the International Society for Pathophysiology, 2011, 18: 21 – 29.

[18] Blakemore WF, Franklin RJ. Remyelination in experimental models of toxin – induced demyelination. Current topics in microbiology and immunology, 2008, 318: 193 – 212.

[19] Degaonkar MN, Raghunathan P, Jayasundar R, Jagannathan NR. Determination of relaxation characteristics during preacute stage of lysophosphatidyl choline – induced demyelinating lesion in rat brain: an animal model of multiple sclerosis. Magnetic resonance imaging, 2005, 23: 69 – 73.

[20] Scheikl T, Pignolet B, Mars LT, Liblau RS. Transgenic mouse models of multiple sclerosis. Cellular and molecular life sciences: CMLS, 2010, 67: 4011 – 4034.

[21] Kipp M, Clarner T, Dang J, Copray S, Beyer C. The cuprizone animal model: new insights into an old story. Acta neuropathologica, 2009, 118: 723 – 736.

[22] Knono DH, Urban JL, Horvath SJ. Two minor detemination of myelin basic protein induced experimental allergic encephalomyelitis in SJL/ mice. J Exp Med, 1998, 168: 213 – 216.

[23] Urban JL, Kumar V, Kono DH, et al. Restricted use of T cell receptor V genes in murine autoimmune encephalomyelitis raises possibilities for antibody therapy. Cell, 1988, 54 (4): 577 – 592.

[24] Sherry SS, Michael L, Jillian E, et al. The diminishment of experimental autoimmune encephalomyelitis (EAE) by neuropeptide alpha – melanocyte stimulating hormone (alpha – MSH) therapy. Brain Behavior andImmunity, 2008, 22 (5): 639 – 646.

[25] Dietzschold B, Schwaeble W, Hooper DC, et al. Expression of C1q, a subcomponent of the rat complement system, is dramatically enhanced in brains of rats with either Borna disease or experimental allergic encephalomyelitis. Journal of the Neurological Sciences, 1995, 130 (1): 11 – 16.

[26] Sergei S, Carla P, Timothy W, et al. Earlyblood – brain barrier permeability in cerebella of PLSJL miceimmunized with myelin basic protein. Journal of Neuroimmunology, 2008, 196 (1 – 2): 8 – 15.

[27] Andrew W, Angelika GS, Robert K, et al. An elevated matrix metallo-proteinase (MMP) in an animal model of multiple sclerosis is protective by affecting Th1/Th2 polarization. FASEB Journal, 2005, 19 (12): 1668 – 1670.

[28] Dasilva AG, Yong VW. Expression and regulation of matrix metallopro-teinase – 12 in experimental autoimmune encephalomyelitis and by bone marrow derived macrophages in vitro. J Neuroimmuo, 2008, 199 (1 – 2): 24 – 34.

[29] Luna LG. Manual of Histologic Staining Methods of Armed Forces Institu-te of patholpgy. third ed. New York: McGraw – Hill, 1968, 193 – 194.

[30] Luna LG. Manual of Histologic Staining Methods of Armed Forces Institu-te of patholpgy. third ed. NewYork: McGraw – Hill, 1968, 203 – 204.

[31] Bjartmar C, Trapp BD. Axonal and neuronal degeneration in multiple sclerosis: mechanisms and functional consequences. Curr Opin Neurol, 2001, 14 (3): 271 – 278.

[32] Kornek B, Storch MK, Weissert R, et al. Multiple sclerosis and chronic autoimmune encephalomyelitis. A comparative quantitative study of axonal injury in active, inactive, and remyelinated lesions. Am J Pathol, 2000, 157 (1): 267 – 276.

[33] Reynolds R, Dawson M, Papadopoulos D, et al. The response of NG2 – exp ressing oligodendrocyte progenitors to demyelination in MOG – EAE and M S. J Neurocytol, 2002,31 (2): 523 – 536.

[34] Sela BA, Offner H, Konat G, et al. Immunological expression of gan-gliosides in multiple sclerosis and in a demyelinating model disease in rabbits. Adv Exp Med Biol, 1984, 174 (5): 441 – 453.

[35] 王圆圆, 吕田明, 刘晓加, 等. Wistar 大鼠实验性自身免疫性脑脊髓炎轴索损害的病理学分析. 南方医科大学学报, 2012, 32 (4): 482 – 486.

[36] 陶拓宇, 胡学强. BAEP、BTEP、SEP 在猴实验性变态反应性脑脊

髓炎中的应用研究．癫痫与神经电生理学杂志，2002，11（3）：168－170.

［37］曹茜，王连庆，陈英敏，等．多发性硬化动物模型系列 MRI 与病理对照研究．中国组织工程研究，2002，6（21）：3262－3263.

（冯娟，徐栩栩，张鸿，中国医科大学盛京医院）

第五章　肌肉疾病动物模型

第一节　肌肉疾病概述

肌肉疾病大致可分为两大类：原发于骨骼肌的肌细胞本身的病变和发生于神经－肌肉接头处的神经递质传导障碍性疾病。肌肉病变的患者肌无力、萎缩严重影响其正常工作和生活质量，有时还伴有肌肉的疼痛、假性肥大、肌强直和不自主运动等。肌肉疾病种类繁多，炎症、遗传、代谢等多种因素均是疾病的常见诱因，据此也可将肌病分为以下几类：①遗传性肌病，如进行性肌营养不良等；②骨骼肌离子通道病，肌强直性肌病、周期性瘫痪等；③先天性肌病，如线状体肌病、肌小管肌病、中央轴空病等；④代谢性肌病，如糖原贮积性肌病、脂质沉积性肌病等；⑤感染性肌病，如病毒、寄生虫感染等；⑥基因缺陷或免疫介导的重症肌无力等。

动物模型可较好的模拟人类肌肉病变，因此本章节讲解的多种动物模型的制备方法可作为研究人类各类肌肉疾病的重要参考，同时也为深入探究各疾病的发病机制提供科学依据，为探索理想的诊疗方案提供理论指导。

（冯娟，李子健，曹斌，中国医科大学盛京医院）

第二节　实验性自身免疫性肌炎动物模型制作方法

多发性肌炎（PM）是一种以急性或亚急性起病的较为常见的特发性肌病，以弥漫性骨骼肌炎症性改变为病理特点，多有骨骼肌纤维坏死变性及淋巴细胞浸润，临床上表现为四肢近端、颈部肌肉及咽肌无力和压痛，检查多伴有肌电图肌源性损害和血清酶增高。有关多发性肌炎的研究，目前多采用实验性自身免疫性肌炎（experimental autoimmune myositis，EAM）动物模型进行替代，模拟人体内的免疫病理和相关药物的治疗效果，常用的实验动物有豚鼠及大鼠，结合行为学评价、电生理评价、生化指标评价及病理组织学评价几个方面进行综合判断，检测动物模型是否成功。

对于模型动物的选择，通常首选价格便宜、体积小、方便饲养和易操作的豚鼠和大鼠（包括 Lewis 大鼠、SD 大鼠等），研究者们分别取家兔、豚鼠和禽类等动物的骨骼肌来制备匀浆从而免疫大鼠，经过比较模型发病的严重程度，总结出采用豚鼠或家兔骨骼肌制备的肌匀浆可以取得与人类多发性肌炎较为相似的发病效果，目前实验中也多采用以上两种方法制备模型。

一、豚鼠实验性肌炎模型

（一）兔骨骼肌匀浆免疫豚鼠建立实验性自身免疫性肌炎（EAM）动物模型

本模型基本原理为利用兔与鼠的骨骼肌具有的抗原交叉性，将新鲜的兔骨骼肌制备成匀浆，加入完全弗氏佐剂或纯化的骨骼肌肌球蛋白来免疫豚鼠，诱导豚鼠体内发生特异性免疫应答，产生攻击其骨骼肌的抗体，诱导豚鼠发病。

【实验设备】

刀式匀浆机、生化自动分析仪、手术器材、低温冰箱、肌电图仪、百日咳毒素、结核分枝杆菌、完全弗氏佐剂。

【实验材料】

选择健康的短毛豚鼠，重 300～400g，平均 350g。新西兰兔 1 只，体重 4kg。

【制作方法】

（1）肌肉匀浆的制备：①麻醉，新西兰大白兔，腹腔注射氯胺酮 0.1g 和地西泮 20mg。②消毒，用酒精或碘伏将切口周围进行消毒。③匀浆，取双侧股部肌肉，在冰台上剔除筋膜等组织得到纯骨骼肌，称重后按 20% 的重量体积比加入无菌的 PBS 缓冲液，冰水浴中用刀式匀浆机匀浆，1700 转/分 × 3 次，每次 5～30s，间隔 30s。④过滤，无菌纱布过滤（4 层），得到的溶液再用磨式匀浆机匀浆，3000 转/分 × 3 次，每次 5～30s，间隔 30s，以 100：1 的比例加入 TritonX－100，磁力搅拌混合后 4℃ 离心 2500g × 10min。考马斯亮蓝法对上清液进行蛋白质的定量（20mg/ml），分装后于 －20℃ 冰箱中保存，使用时按浓度需要进行稀释。

（2）液体石蜡和羊毛脂按照 2：1 混合制成不完全弗氏佐剂，高压灭菌再将其与灭活的实验用卡介苗冻干粉在冰浴中搅拌混合，制成完全弗氏佐剂，充分混合乳化用于免疫豚鼠。

（3）免疫方法：于豚鼠项背部皮下注射肌肉匀浆与完全弗氏佐剂 2：1 的混合乳化剂 0.3ml，每周一次连续注射 8 周。

（4）继续原环境饲养，自由饮食。

【动物肌炎检测方法】

1. 行为学评价

于末次注射1周后进行评分。评分标准：0分，无明显的肌无力表现；1分，无力咬啮或喊叫；2分，休息时呈隆起体位，头下垂，前肢屈曲，行走震颤；3分，严重肌无力肌萎缩，无喊叫、体重下降、呼吸困难、濒死。（症状居中者计0.5分）。

豚鼠实验性自身免疫性肌炎的临床表现：在注射后1~2天注射部位出现直径0.5~1cm的红肿及硬结，1周后结节变软，有波动感甚至破溃，2周时个别豚鼠还可出现体温升高。4周后创口逐渐愈合，结节开始缩小，注射8周后红肿的硬结萎缩成硬块。实验动物自免疫后出现不同程度的体重减轻、活动减少，4~6周后毛色开始黯淡无光。

2. 肌酶谱测定

实验前及免疫后2、4、6、8周对每只实验动物分别行心脏穿刺采血3ml，应用生化自动分析仪检测血清肌酸激酶（CK）及CK-MM以及新鲜血清中天门冬氨酸氨基转移酶（AST）和乳酸脱氢酶（LDH）。多发性肌炎导致肌肉细胞坏死将胞内的酶释放入血而升高，临床上肌酶是诊断多发性肌炎并判断其疗效的简便易得的指标，肌酶的改变与疾病的发展相平行，能够全面反映肌肉病变的严重程度。

肌酶谱测定结果：可见肌炎模型动物的肌酶于免疫注射后4周开始上升，于6~8周达到峰值，其中以血清肌酸激酶灵敏度最高。

3. 肌电图检测

温度15~20℃条件下，实验前及免疫注射后8周，随机对豚鼠的左右两侧前后肢进行电极肌电图检查。

肌电图改变：肌炎模型动物肌肉运动单位时限明显缩短，波幅降低，给予重频电刺激无波幅衰减现象，呈肌源性损害。

4. 病理检查

免疫 8 周后，向动物模型的心脏注射空气栓，处死后取材，多选择四肢肌肉丰富的部位，固定后（10% 甲醛及 5% 戊二醛），进一步进行光镜及电镜检查。

病理改变：对 EAM 动物模型进行病理组织学检查，可见光镜下的肌肉细胞呈局灶样变性坏死并伴有炎性淋巴细胞浸润。电镜下可见肌原纤维肿胀、断裂、空泡化，肌节消失，肌细胞内的线粒体凝集，肌束间隙增宽，伴有肌萎缩，出现多发性炎症。

【评价】

该方法是较为经典的 EAM 模型制备方法，利用兔、鼠的骨骼肌抗原交叉性，用兔骨骼肌匀浆与 CFA 混合后，多次注射免疫豚鼠，发现其血清肌酶水平、肌电图改变和病理组织学检查与人类的多发性肌炎有多种相似之处，能极好地反映该病在人体内的变化。

（二）柯萨奇病毒 B1（CVB1）感染豚鼠建立免疫性多发性肌炎模型

由于目前有研究认为 PM 可能与病毒感染有关，故在 EAM 制作时柯萨奇病毒 B1（CVB1）也被应用。此外还有如人 T 细胞病毒 - Ⅰ（HTLV - Ⅰ），SAIDSD 病毒等多种病毒制作 EAM 的研究报道，制作模型的方法类似。

【实验设备】

同"兔骨骼肌匀浆免疫豚鼠建立实验性自身免疫性肌炎（EAM）动物模型"章节。

【实验材料】

健康短毛英国豚鼠，重约300g。新西兰兔1只，体重4kg。

【制作方法】

1. 病毒的扩增

柯萨奇病毒B1（CVB1）感染人胚肾细胞，随细胞传代进行扩增，反复冻融3次后，离心3000转/分×30min，分装获得上清，于−80℃深冻冰箱中保存。

病毒悬液制备：在Hep−2细胞中测定病毒的半数组织培养感染量（50% tissue culture infective dose，TCID50），置于−20℃备用，使用时按所需稀释，制备成病毒悬液。

2. 免疫方法

第1周时对豚鼠进行CVB1病毒悬液的一次性腹腔注射，0.3ml/只。肌匀浆和完全弗氏佐剂（CFA）按1∶1充分乳化后，制备完全抗原，将其每周1次于背部两侧、颈部和尾部皮下注射，连续注射3~5周。动物模型制作过程中，小剂量兔肌匀浆混合CFA乳化剂进行多次增强免疫，加强病毒感染后对骨骼肌的自身免疫攻击，同时避免心肌等其他器官组织受到损害。

【动物肌炎检测方法】

同"兔骨骼肌匀浆免疫豚鼠建立实验性自身免疫性肌炎（EAM）动物模型"章节。

【评价】

采用CVB1感染实验动物的方法，其行为学表现、肌酶谱以及病理组织学均与人类多发性肌炎相符合，可成功反映人类疾病进程。研究发现第4周时该模型会出现与人类肌无力相似的双下肢瘫痪活动缓慢，并可出现单纯骨骼肌匀浆免疫模型不具有的股肌肉肌炎的病理改变。

二、大鼠实验性肌炎模型

【实验设备】

低温离心机，刀式匀浆机，生化自动分析仪，肌电图仪，百日咳毒素，液体石蜡，羊毛脂，实验性卡介苗粉剂。

【实验材料】

Lewis 大鼠/SD 大鼠/Wistar 大鼠，6 ~ 8 周龄，体重180 ~ 220g。

【制作方法】

1. 肌浆球蛋白的制备

在消毒条件下取豚鼠股部肌肉剔除神经、血管、筋膜等组织，剪碎放入预冷的 0.3% mol/L KCl，0.15 mol/L 磷酸钠缓冲液中，pH 6.5，静置20min，刀式匀浆机 17000 转/分匀浆，制成糊状，然后 5000 转/分离心，20min，4℃，取上清液用滤纸过滤，滤液用冷双蒸水稀释 15 倍，使得肌浆球蛋白聚集，聚集的蛋白再 5000 转/分离心，20min，沉淀溶于 0.5mol/L KCl 溶液中，加等体积甘油，涂片镜检未见完整细胞核结构，置于 −20℃ 冰箱保存。考马斯亮蓝 G250 法测蛋白含量，用末次使用的缓冲液稀释，使得蛋白质浓度分别为 6g/L，分装用于动物的免疫。

2. 完全弗氏佐剂的制备

液体石蜡和羊毛脂按照 2:1 的比例配置并进行高压灭菌处理制成不完全弗氏佐剂，再将其与实验性卡介苗粉剂在冰浴中充分搅拌混匀，制成完全弗氏佐剂，其中卡介苗的含量为 5g/L。置于 4℃ 冰箱备用。

3. 免疫方法

免疫注射部位为双侧脚掌、两侧背部及尾根部 5 个点，均为皮下注射；注射剂量每点没电 1ml/kg，每周注射 1 次，连续 4 周。在基础免疫的基础上同时给予百日咳毒素原液腹腔注射，每次 0.5ml，细菌数目为 4.0×10^{10} 个/只。

【检测指标及结果】

1. 行为学评分

大鼠于末次注射 1 周后进行评分，根据大鼠的体重减轻、姿势步态、呼吸运动等情况进行评分。评分标准：0 分，无明显的肌无力表现；1 分，无力咬啮或喊叫；2 分，休息时呈隆起体位，头下垂，前肢屈曲，行走震颤；3 分，严重肌无力，不喊叫，体重减轻，甚至肌肉萎缩、呼吸困难、濒于死亡（症状居中者分别评分为 0.5 分、1.5 分、2.5 分）。从大鼠第 2 次免疫后开始，每天对每只大鼠的活动、呼吸、进食等情况进行观察记录，大于等于 1 分为出现临床症状。

行为学观察结果：动物模型注射部位有直径 0.2~0.5cm 大小不等的局部硬结，食欲减退，体重减轻，毛色呈不同程度的黯淡，四肢对称性无力，行动缓慢且活动减少。

2. 血清肌酶谱测定

大鼠于末次注射 1 周后经过乌拉坦麻醉，颈动脉插管采血，每只 2~3ml，37℃保温 2h，待血块收缩后，2500 转/分，20min，离心分离血清，应用 SaBa18 全自动生化分析仪测试血清中肌酸激酶（CK）、乳酸脱氢酶（LDH）、谷氨酸氨基转移酶（AST）的数值。

结果：模型动物血清肌酶（CK、LDH、AST）水平都有不同程度的升高。

3. 肌电图检测

大鼠于末次注射 1 周后，不经麻醉固定于木板上，采用 JD－Ⅱ型二道肌电图仪，记录电极为肠 20mm、直径 0.45mm 同芯针电极，检测后肢小腿肌和前肢极端外侧肌 EMG，左右随机，记录其在轻收缩时的时限和波幅的变化数值。检查时维持室温 15～20℃。

结果：模型动物被检测肌肉运动单位时限缩短、波幅降低、多项波增加，符合多发性肌源性损害。

4. 病理检查

大鼠于末次注射 1 周后取肱二头肌和股四头肌，取材后立即用异戊烷和液氮速冻并用低温恒温切片机连续切片 20～30 片，分别进行苏木素－伊红（HE）染色、改良染色、四氮唑还原酶 NADH－TR 染色、三磷酸腺苷（ATP, pH 9.4）染色，光镜检查。观察指标为：①肌纤维肥大和萎缩；②肌纤维变性、坏死；③间质内炎细胞浸润；④结缔组织增生；⑤小血管病变。

结果：模型动物被检肌肉肌纤维均见不同程度的变性，胞浆浑浊肿胀，肌横纹模糊、消失，间质内散在及局灶性淋巴细胞核单核吞噬细胞浸润，部分肌纤维萎缩，小血管壁增厚，管腔狭窄甚至闭塞。酶组化染色显示线粒体代谢异常，ATP 酶显示 Ⅰ、Ⅱ 型肌纤维均受累。

【评价】

该动物模型制作过程中，有肌球蛋白的免疫诱导和细胞免疫反应的参与，病理活检肌组织存在肌细胞变性坏死及炎症细胞浸润等与人类 PM 相近的改变，能在一定程度上模拟肌炎在人体中的发生发展。

制成 EAM 模型成功率比较：通过研究者们对多个不同品种（Lewis、SD、Wistar）大鼠的造模比较，Lewis 大鼠实验耐受性最好，建模成功率最高，死亡率最低，是实验动物建立 EAM 模型较为适合的种属。

三、小鼠实验性自身免疫性肌炎动物（EAM）模型制作

【实验设备】

低温离心机，刀式匀浆机，生化自动分析仪，手术器材，低温冰箱，光学显微镜，肌电图仪，百日咳毒素，结核分枝杆菌，完全弗氏佐剂。

【实验材料】

5 ~6 周龄雌性 BALB/c 小鼠，体重 20g 左右。

【制作方法】

1. 肌浆球蛋白的制备

（1）麻醉消毒，取豚鼠双后肢骨骼肌，在冰浴条件下剔除肌腱及筋膜等组织，获得纯肌肉组织后称重，储存于 −80℃深冻冰箱，切碎，在肌组织中加入预冷 0.3 mol/L KCl 和 0.15 mol/L 的 pH 6.5 的磷酸钠缓冲液。

（2）制备匀浆，4℃离心 10000 转/分，30min，用 4 层滤纸过滤，收集滤液，用 5 倍体积的预冷 ddH$_2$O 凝聚肌球蛋白，再 4℃离心 5000 转/分，30min，弃上清，沉淀物溶于 0.5 mol/L KCl 溶液中。

（3）BCA 法测蛋白含量，分装后置 −80℃冰箱保存备用，免疫动物时按需稀释。

2. 免疫方法

将定量好的 1mg 肌球蛋白溶液用等体积的完全弗氏佐剂稀释，每毫升 CFA 加入结核分枝杆菌（H37Ra）干粉 5mg，分别在实验动物的左后肢、尾根部及左、右拱侧翼 4 个位点进行注射，

每次肌内注射 0.1ml，每周 1 次，连续 4 周，并在第一次接种后，给予每只小鼠腹腔注射百日咳毒素（PTX）500ng。

3. 模型成功评价标准

总体上与大鼠的 EAM 模型评价方法类似。对小鼠的肌肉组织病理切片进行 HE 染色，切片中浸润的炎性细胞数目的均值作为该小鼠的组织学得分，判断小鼠 EAM 模型是否成功建立。此外，根据组织炎性损伤的程度可分为 4 级：1 级，只累及单个或少于 5 条肌纤维；2 级，损害累及 5~30 条肌纤维；3 级，损害累及 1 个肌纤维束；4 级，广泛弥漫性损伤。

【评价】

由于本模型的实验动物体型较小难以反复采血、难以做肌电图，故较少用于建模。

（冯娟，李子健，中国医科大学盛京医院）

第三节　实验性自身免疫性重症肌无力动物模型

重症肌无力（MG）是一种自身免疫性疾病，多由神经－肌肉接头处的突触间隙受到自身抗体的免疫攻击引起，建立实验性动物模型对于理解特异性自身抗体和辅助性 T 细胞在 MG 的发生过程中的病理生理作用具有重要的意义。通过主动或被动免疫大鼠和小鼠的易感品系可以诱导出实验性自身免疫性重症肌无力（experimental autoimmune myasthenia gravis，EAMG）动物模型，该模型可以表现出与患者相似的临床症状、电生理学、免疫学及组织病理改变，为临床分析重症肌无力的病因及病理及进一步诊断和治疗提供基础。

建立 EAMG 的基本原理主要是：通过尾根部或是足垫外源性注射乙酰胆碱受体（acetylcholine receptor，AChR），使实验动物体内产生外源性 – AChR 抗体，该抗体不仅可抗外源性的 AChR，也可以识别自身神经 – 肌肉接头处的 AChR，从而导致神经冲动传递的减弱，产生与临床上重症肌无力相似的症状。

一、主动免疫的实验性自身免疫性重症肌无力动物模型

实验性自身免疫性重症肌无力模型最早在 1973 年由帕特威克等人用从电鳗发电器官中提取出 AChR 免疫动物建立的。此种造模方法是目前最为经典、成模率最高的一种实验方法，并延续至今。

（一）小鼠实验性自身免疫性重症肌无力动物（EAMG）模型

实验性自身免疫性重症肌无力动物模型（EAMG）与人类重症肌无力患者在临床症状、电生理、生化、免疫学改变颇为相似，因此研究 EAMG 的发病机制对重症肌无力发病机制的探索有十分重要的意义。在构建小鼠 EAMG 模型时，实验动物多选取敏感性较高的 C57BL/6 小鼠。此外，SJL 和 AKR 小鼠也是较为敏感的种系，50% 以上的动物经过电鳐乙酰胆碱受体（T – AChR）的免疫都可以诱导出肌无力的症状。Balb/c 和 SWR 则属于较难诱导出 EAMG 模型的易感性较差品系。

【实验设备】

低温离心机，振荡器，电鳐电器官冻干粉，完全弗氏佐剂。

【实验材料】

C57BL/6 小鼠，雌性，8 ~ 10 周龄，体重 15 ~ 25g。

【制作方法】

电鳐乙酰胆碱受体（T – AChR）蛋白提取及鉴定：

（1）电鳐乙酰胆碱受体（T – AChR）蛋白提取：①电鳐电器官冻干粉每 0.3g 加入缓冲液 Ⅰ（0.4M Tris，0.1mM PMSF，10mM EDTA，0.02% NaN_3，pH 7.4）6ml 中匀浆，纱布过滤，滤液以 25000 转/分离心 30min；②沉淀以适量缓冲液 Ⅱ（20mM Tris，0.1mM PMSF，0.1mM EDTA，0.02% NaN_3，pH 7.4）混悬，匀浆，超声波处理 3 × 0.5min，振幅 18μm。悬液以 25000 转/分离心 30min。沉淀悬于含 TritonX – 100 缓冲液 Ⅲ 中（5mM Tris，0.1mM PMSF，0.1mM EDTA，0.02% NaN_3，pH 7.4）中，并使 TritonX – 100 终浓度为 1%。常温下磁力搅拌 3h 后，4°C 过夜。以 110 000 转/分，超速离心 90min。取上清，此为 T – AChR 粗提液。

（2）亲和层析纯化 T – AchR：①胶的溶胀及洗涤，称取 7.5g 溴化氢活化琼脂糖 4B（CNBr – activatated Sepharose 4B）冻干粉（约每克 3.5ml 胶体积）加入 10ml 1mM HCl 溶胀，再加入 1mM HCl 洗涤 15min，每克胶干粉约需 200ml 1mM HCl 洗涤。②偶联配基，称取 30mg α – 眼镜蛇毒（cobrotoxin）溶于偶联 buffer 液（0.1M $NaHCO_3$ 0.5mNaCl，pH 8.3）；取溶胀后的溴化氢活化琼脂糖 4B 与 Cobrotoxin 等体积混合，置室温旋转器上混合 1 小时或 4°C 过夜；用至少 5 倍凝胶体积的偶联 buffer 液冲去多余配基；将凝胶与 1M pH 8.0 的乙醇胺（封闭液）混合，室温至少静置 2h，封闭琼脂糖残留的活性基团；用不同 pH 缓冲液洗上述胶，至少 5 倍胶体积缓冲液（各 50ml 缓冲液洗 3 次）；3 个循环，每个循环用 pH 4.0 含 0.5ml NaCl 的 0.1M 醋酸盐缓冲液，随后用 pH 8.0 含 0.5M NaCl 的 0.1M Tris – HCl 缓冲液，然后用 pH 7.4

含 10mM Tris – HCl 缓冲液平衡（4°C 冰箱过夜）。③亲合层析分离，将含 T – AChR 的 TritonX – 100 提取液与 α – 眼镜蛇毒琼脂糖亲合胶在室温下温和搅拌 3h 后装柱，然后用缓冲液 A（10mM Tris – HCl，pH 7.4）和缓冲液 B（10mM Tris – HCl，1M NaCl，pH 7.4）依次洗涤，目的是洗去杂蛋白，然后用缓冲液 C（10mM Tris – HCl，1M 氯化氨甲酰胆碱，pH 7.4）洗涤，将亲合层析柱置冰箱中过夜，次日用 10mM Tris – HCl（pH 7.4）洗脱层析柱，收集洗脱液约 30ml，得到纯化的 T – AchR 蛋白溶液，将洗脱液装入透析袋中，置双蒸水中透析，每隔 2h 换一次透析液，共透析 4 次，使氯化氨甲酰胆碱的浓度稀释约 12.5 倍，目的是除尽溶液中的氯化氨甲酰胆碱。用 PEG – 20000（聚乙二醇 20000），4°C 浓缩，之后放入 10mM Tris – HCl，pH 7.4 缓冲液中进行平衡，最后将纯化的 T – AChR 蛋白溶液分装，–70°C 保存。

（3）SDS 凝胶电泳鉴定：聚丙烯酰胺凝胶浓度为 5%，电泳缓冲液是含 0.1% 十二烷基硫酸钠（SDS）的 0.1M 磷酸纳缓冲液（pH 7.2）；电泳样品缓冲液是含 0.2% SDS 的 0.01M 磷酸钠缓冲液（pH 7.2）；样品电泳前在 3%（V/V）巯基乙醇存在下进行 90°C 加热 3 分钟处理。

（4）蛋白含量测定：考马斯亮兰 G250 法，具体方法参照试剂盒说明，用紫外分光光度仪，于 595nM 比色。

模型的诱导：用匀浆器将等体积的电鳐乙酰胆碱受体抗原（T – AChR）与完全弗氏佐剂充分混合乳化，给小鼠皮下注射 AChR/CFA 混合物，200μl（含 20μg T – AChR）/只，注射部位均为背部脊柱两侧对称 4 个点，尾根部 1 个点，分别于 30d、60d 后进行两次加强免疫，第 80d 时进行模型评价。

【行为学评价】

肌力检测：首先进行重复抓握练习，使小鼠后肢悬空，前爪抓握一细杆 20 次，然后将其放置在平台上，观察是否有无力的表现。肌力具体分级为 0 级：正常肌力且不易疲劳；1 级：轻度活动减少，抓握力或叫声减弱，尤其在重复抓握后更加明显；2 级：在抓握前即出现震颤、低头、隆背、抓握力弱等临床症状；3 级：在抓握前或休息时即有严重的肌无力表现，无力抓握，濒死状态；4 级：死亡。

游泳实验：将小鼠放入一个水深 20cm，水温 25℃ 的水盆中，正常鼠游泳时间可超过 2min。发病小鼠前肢不动泳姿明显异常，无法游完 2min；对照组小鼠泳姿正常，游泳时间达标。

【电生理评价】

采用重复低频电刺激的方法：固定小鼠头部，在最适刺激条件下，连续刺激小鼠钝性分离好的坐骨神经 5 次并描记肌电图，观察有无衰减反应。模型成功的表现为：重复电刺激后，腓肠肌肌电图波幅呈衰减改变。

【生化指标评价】

检测小鼠血清乙酰胆碱受体抗体（acetycholine receptor anti-body，AChRab）含量，眼球取血分离血清，ELISA 的方法检测 AChRab 的含量，具体操作方法见试剂盒。造模成功的小鼠体内 AChRab 水平较正常鼠升高。

【评价】

利用 AChR 主动免疫复制 EAMG 是国内外比较成熟的做法，人类重症肌无力的各方面改变在动物模型体内也能得到较好的反映，但电鳐较难获得，AChR 的亲和层析纯化技术也较难，一定程度上限制了 EAMG 的制备和研究应用。小鼠 EAMG 模型表现出一种缓慢进展的发病过程，90% 左右的小鼠在末次免疫后 7~14d

出现典型的肌无力症状。

（二）大鼠实验性自身免疫性重症肌无力动物模型

1. 主动免疫 T – AChR 诱导 EAMG 模型

多种近交系大鼠种系都曾被尝试通过主动免疫 T – AChR 诱导 EAMG 模型，与小鼠模型相比具有更严重的临床特点。免疫原接种易感鼠 Lewis 大鼠作为目前 MG 模型制备的常用大鼠，可显示出最接近人类重症肌无力快速发病进程的临床表现，适用于实验研究。

【实验设备】

低温离心机，振荡器，电鳐电器官冻干粉，完全弗氏佐剂。

【实验材料】

Lewis 大鼠，雌性，140 ~ 160g，6 ~ 8 周龄。

【制作方法】

模型的制作方法与小鼠 T – AChR 诱导模型相类似。

模型成功评价标准：评价方法大致同小鼠 EAMG，除此之外还有新斯的明试验法：大鼠腹腔注射新斯的明，约 10min 后检查模型组大鼠肌无力症状有无好转，症状仍可持续数小时，但常有明显好转。

【评价】

大鼠 EAMG 模型可以明显地观察到两个不同的临床疾病进程：急性期症状持续时间短暂，开始于免疫后第 7d，特征为合成 anti – AChR，进而导致补体沉积于肌膜，吞噬细胞浸润于神经 – 肌肉接头处，破坏突触后膜。细胞的浸润减少了肌肉中的 AChR 的含量，2 ~ 3d 后，由于间隙外 AChR 的形成又使其含量异常增多。免疫 28d 以后进入第二阶段慢性进展期，特点为大量的抗体和补体沉积于突触后膜，由于缺少间隙皱襞变得扁平。该过程中没有吞噬细胞参与，且骨骼肌中的 AChR 减少到了正常动物应有数量的 1/3。

2. 主动免疫 AChR – α 亚基相关的免疫原性肽段（R97 – 116）诱导实验性自身免疫性重症肌无力动物模型

2004 年 Fulvio 等以大鼠来源的 AChR – α 亚基相关的免疫原性肽段（R97 – 116）免疫 Lewis 大鼠，成功建立 EAMG 大鼠动物模型，通过模拟 MG 患者的发病原理，为重症肌无力的基础研究提供了一个成熟可行、发病稳定的实验动物模型。

【实验设备】

低温离心机，振荡器，抗原［鼠源 AChR – α 亚基 97 – 116 肽（R97 – 116）］，弗氏不完全佐剂，肺结核菌 H37RA 干粉。

【实验材料】

Lewis 大鼠，雌性，140 ~ 160g，6 ~ 8 周龄。

【制作方法】

模型的诱导：将 50μg R97 – 116 肽，1mg H37Ra 结核杆菌与不完全弗氏佐剂配制成 200μl 抗原乳液，充分混合乳化，分别于每只大鼠双后肢足垫皮下注射 100μl。首次免疫 30d 后，再于大鼠背部脊柱两旁对称分别皮下注射 100μl，加强免疫 1 次。采用两名实验人员，双盲评估法，隔天对大鼠的肌力进行评分并记录体重变化。

【行为学评价】

肌力测量采用 Lennon 临床评分，对于轻度肌无力者给予疲劳试验，即让大鼠重复抓握笼顶 30s 再测量。肌力具体分级为 0 ~ 4

级，具体评分标准同上（同"小鼠实验性自身免疫性重症肌无力动物模型"章节）。加强免疫后2周左右可观察到典型的EAMG的临床表现。

【电生理评价】

同"小鼠实验性自身免疫性重症肌无力动物模型"章节。

【生化指标评价】

同"小鼠实验性自身免疫性重症肌无力动物模型"章节。

【评价】

与T–AChR诱导的EAMG相比，R97–116诱导的EAMG模型具有不同的发病时程，其特点为随着时间缓慢进展，且在实验动物间临床表现具有轻度的不均一性。

二、被动免疫的实验性自身免疫性重症肌无力动物模型

重症肌无力临床诊断标准为自身抗体介导的自身免疫病，提示患者体内有自身抗体的存在，能够特异性地与靶向抗原结合形成免疫复合物，当将anti–AChR抗体注射到受体动物体内能够诱导出实验动物模型（EAMG模型），通过被动免疫的方法复制人类重症肌无力的疾病特征，也是目前最简便的研究自身抗体在体内的病原效应的方法。

【实验材料】

C57BL/6小鼠，雌性，4~5周龄，体重12~14g。

【制作方法】

两种不同的方法被动免疫诱导EAMG模型。

（1）MG患者血清中分离AChR抗体诱导EAMG：向健康的

受体动物注射从重症肌无力患者血清内分离出的 AChR 的 IgG 片段制备模型。给小鼠腹腔内注射患者血清，连续 1 周每天 0.6ml。注射血清 24h 后，腹腔注射环磷酰胺（30mg/kg）以抑制免疫反应。此外，也可以向健康的小鼠注射从 AChR 免疫的慢性 EAMG 供体动物体内纯化 anti – AChR 抗体，该方法较为复杂，较少使用。

评价：该模型不仅表现出了 AChR 在重症肌无力中的免疫病理特点，同时能够很好地评估具有特异性减少自身抗体病原效应的药物的治疗潜能。

（2）AChR 单克隆抗体诱导 EAMG：通过注射来源于 AChR 免疫动物体内或细胞系培养上清中提取的单克隆抗体 IgG1 或 IgG2，能够与 AChR 的 α 亚基结合，该模型 24h 之内即可诱导出 EAMG 的症状。

评价：该模型具有发病率高，发病速度快的优点，但临床症状消失也快，与人类重症肌无力的患病特点不符，因此难以被广泛应用。

三、过继转移的实验性自身免疫性重症肌无力动物模型

【实验材料】

选用 SCID 小鼠（严重联合免疫缺陷：没有成熟的 T 细胞和 B 细胞，免疫功能严重缺陷，耐受异体移植）。

【制作方法】

模型的诱导：取重症肌无力患者的外周血，用淋巴细胞分离液提取淋巴细胞，调整淋巴细胞浓度为 $(2.0 \sim 2.5) \times 10^7$ 个/ml，每只 SCID 鼠接种 0.3ml，使其血液中产生抗人的 AChR，即可导致严重联合免疫缺陷鼠运动终板的组织损伤。

【行为学评价】

悬挂法：给造模后的 SCID 鼠腹腔注射泮库溴铵后，使其上肢抓握一根横着的金属小棒并处于悬空状态，一般正常小鼠抓握的时间在 10min 左右，而 SCID 鼠抓握时间明显缩短，取 3 次抓握时间的均值，少于 10min 即为悬挂实验阳性。

【评价】

该模型通过给 SCID 小鼠注射重症肌无力患者外周血淋巴细胞诱导 EAMG 模型，可在血液中检测到抗 AChR 抗体，并且在神经－肌肉接头处发现人类 IgG 沉积，表明 CD_4^+ T 细胞，而不是 CD_8^+ T 细胞在重症肌无力的发病过程中是必需的。

四、其他方法

此外，已有报道的研究表明，移植重症肌无力患者部分胸腺组织的 SCID 小鼠，在移植后 1~2 周内可以产生抗鼠 AChR 抗体，表明重症肌无力小鼠的胸腺内包含所有产生自身抗体和维持它们合成所需的细胞成分。

参 考 文 献

[1] 马红岗，实验性自身免疫性肌炎动物模型制作的研究．苏州：苏州大学，2007．

[2] 赵红东，陈祖舜，沈鸣九．实验性肌炎动物模型制作的研究．临床神经病学杂志，2000，3（5）：275－277．

[3] 曹建．IL－1α 在 EAM 模型中的表达及环孢菌素 A 的影响．苏州：苏州大学，2007．

[4] 王强，虞勇，莫惠芳，等，柯萨奇病毒 B 诱导的免疫性多发性肌炎模型的建立．中国临床医学，2006，13（6）：1012－1015．

[5] 袁国强, 吴以岭, 王旭丹, 等. 实验性自身免疫性肌炎动物模型制作的研究. 中医药实验研究, 2004, 27 (5): 45 – 47.

[6] 周光兴, 高诚, 徐平, 等. 人类疾病动物模型复制方法学. 上海科学技术文献出版社, 2008, 227.

[7] Allenbach Y, Solly S, Gregoire S, et al. Role of regulatory T cell sinanew mouse model of experimental autoimmune myositis. Am J Pathol, 2009, 174 (3): 989 – 998.

[8] Karachunski PI, Ostlie NS, Okita DK, et al. Prevention of experimental myasthenia gravis by nasal administration of synthetic acetylcholine receptor T epitope sequences. J Clin Invest, 1997, 100 (12): 3027 – 3035.

[9] 杨春晓, 王化冰, 王维治. 实验性自身免疫性重症肌无力模型的制备. 中国临床康复, 2006, 10 (28): 116 – 117.

[10] 李劲频, 孙圣刚, 李方明, 等. 实验性重症肌无力小鼠模型的研究. 广西医科大学学报, 2008, 5 (3): 394 – 396.

[11] 辛宁. 实验性自身免疫性重症肌无力小鼠滤泡辅助性 T 细胞的表达及其与自身抗体的相关性研究. 徐州: 徐州医学院, 2010.

[12] Yang H, E Goluszko, C David, et al. Mapping myasthenia gravis – assoiated T cell epitopes on huaman acetylcholine receptors in HLA transgenic mice. J Clin Invest, 2002, 109: 1111 – 1120.

[13] Patrick J, Lindstrom J. Autoimmune response to acetylcholine receptor. Science, 1973, 180 (88): 871 – 872.

[14] Baggi F, Annoni A, Ubiali F, et al. Breakdown of tolerance to a self – peptide of acetylcholinereceptor alpha – subunit induces experimental myasthenia gravis in rats. J Immunol, 2004, 172 (4): 2697 – 2703.

[15] 徐浩鹏, 孙曼霁, 周廷冲. 丁氏双鳍电鳐电器官烟碱样胆碱能受体的分离提纯. 生物化学与生物物理学报, 1984 (5): 50 – 55.

[16] 李保华. 血清阴性和阳性重症肌无力被动转移动物模型的对比观察 [J]. 脑与神经疾病杂志, 2003, 11 (1): 25 – 29.

[17] 黄志, 徐秀娟. nAChR 单克隆抗体建立重症肌无力被动转移小鼠

模型的研究. 第三军医大学报, 2006, 28 (13): 1397 - 1399.

[18] Link H, Xiao BG. Rat models as tool to develop new immunotherapies. Immunol Rev, 2001, 184: 117 - 128.

[19] Lindstrom J. Experimental autoimmune myasthenia gravis. J Neurol Neurosurg Psychiatry, 1980, 43: 568 - 576.

（冯娟，李子健，曹斌，中国医科大学盛京医院）

第六章　癫痫病动物模型

第一节　癫痫概述

2005 年国际抗癫痫联盟（International League Against Epilepsy，ILAE）和国际癫痫局（International Bureau for Epilepsy，IBE）定义癫痫为"一种具有产生多次癫痫发作的持久性倾向和具有神经生物、认知、心理及社会多种后果为特征的脑部疾病，而癫痫的确定则要求至少有一次癫痫发作"。癫痫的定义内含两个概念：发作发生和癫痫发生。发作发生指一簇神经元过度放电激发的一个短暂的临床发作，K^+/Ca^{2+} 通道、神经递质或离子型谷氨酸受体介导的膜去极化，导致电压依赖型 Na^+ 通道开放，引起神经元过度放电。癫痫发生与发作发生不同，是一个逐渐的，包括两个阶段的动态变化过程。第一阶段是致痫灶的起始（脑损伤或基因突变至自发性发作出现之前的潜伏期，历时数月至数年）；第二阶段是致痫灶的成熟（第一次发作之后慢性过程，发作可能更加频繁、严重、药物难治性程度增加或临床表现的表型变化等）。

癫痫通常在儿童、青少年发病，多数为慢性迁延病程，并具有易复发、易致残的特点。全球约有 7000 万癫痫患者。我国癫痫患病率为 0.7%，癫痫患者近千万，其中药物难治性癫痫患者约 300 万，占癫痫患者总数的 30%~35%。难治性癫痫反复发作造成患者脑神经元损害，导致记忆力下降、智力和精神障碍甚至痴呆，严重损害患者的身心健康。由于癫痫特别是药物难治性癫痫的发病机制至今尚未明确，目前抗癫痫药物的研发主要以神经元为靶点，对难治性癫痫的治疗没有明显的突破性进展，仅仅能控制癫痫的症状、抑制发作发生，而不能阻止癫痫发生。尽管部分药物难治性癫痫患者可通过手术治疗获益，但临床上仍有很多难治性癫痫患者的癫痫灶位于功能区，使手术具有促使脑功能受损的风险。因此进一步研究癫痫的发病机制、研发新型抗癫痫药物、探索有效可行的治疗难治性癫痫的新技术、新方法，具有重要的应用前景和社会意义。

癫痫动物模型为癫痫研究提供了重要科研平台。当前涉及癫痫的诸多研究，如细胞电生理记录、胞内微成分分析及解剖学追踪技术等，均不能直接在患者的大脑中进行；对众多抗癫痫药物的开发与研究，也不允许随意在人体完成。因此，研究人类癫痫更多依赖于动物实验，目前已有数十种动物模型应用于癫痫研究。癫痫动物模型主要目的：①主要用于研究脑内神经元的异常（癫痫相关）和正常脑功能的神经元机制；②癫痫动物模型也是研究癫痫诊断措施、新型抗癫痫药物或其他治疗措施（如饮食、迷走神经刺激和深部脑刺激等神经调控治疗）疗效的重要研究依据；③未来更加具有前景的癫痫动物模型将用于研究预防性治疗（抗癫痫发生）措施。

第二节　癫痫模型概述

理想的癫痫模型应具有和人类癫痫相似的发生、发展过程，至少应具备以下特征：①具有诸如神经细胞丢失、胶质细胞增生、轴突丝状芽生和突触重建等与人类癫痫相似的神经病理学基础；②在初始刺激与自发性癫痫发作之间有较为固定的潜伏期（数天至数周）；③模型在一定时间内保持大脑神经元兴奋性持续增高。然而，目前没有任何一种动物模型能完全模拟人类癫痫。另外，癫痫临床发作形式多种多样，不可能仅用一种癫痫模型进行癫痫发病机制研究。癫痫模型可分为体外模型和整体模型。体外模型包括神经元模型和脑片模型，主要用于抗癫痫药物的筛选，并可有效地探讨抗癫痫药物的量 – 效关系。整体模型通常包括急性癫痫模型、慢性癫痫模型、遗传性癫痫模型等，而这些整体模型又各自代表着不同的人类癫痫发作类型。

目前研究发现模型动物癫痫发作的机制主要包括：①兴奋性升高。神经系统兴奋性神经递质释放增加或功能上调，均可导致大脑兴奋性升高，达到一定阈值后出现癫痫发作，如 N – 甲基 – D，L – 天门冬氨酸/N – 甲基 – D – 天门冬氨酸（NMDLA/NMDA）癫痫模型。②抑制性减弱，脑内抑制性神经递质耗竭或功能减弱，可引起兴奋性阈值下降，引发癫痫发作，如马钱子碱通过阻断抑制性神经递质甘氨酸的受体而诱导全面癫痫发作。③离子平衡失调。与动作电位发生相关的离子浓度失衡后，引起神经元动作电位阈值下降，出现神经元异常放电。④回返性兴奋性环路形成。苔藓纤维发芽是癫痫动物海马的神经病理改变之一，其芽生侧枝会回返进入大脑皮质颗粒层支配颗粒细胞，形成回返性兴奋性环路，使痫性放电和痫性行为逐渐强化，最终出现癫痫发作。如急性杏仁核点燃模型动物大脑已证实有苔藓纤维发芽，可能是该类模型的致痫机制之一。

急性癫痫模型又称为痫性发作模型，常为单次处理即可诱发癫痫的一次急性发作模型。制备这类模型的方法较多，如给予大脑皮质表面致惊剂青霉素、荷包牡丹碱，直接急性电刺激皮质组织，减少或消除抑制性神经递质 γ – 氨基丁酸（γ – aminobutyric acid，GABA）、化学致惊剂诱发新皮质脑片放电等。应用最广泛的是最大电休克模型（maximal electroshock model，MES model）、戊四唑癫痫模型（Pentylenetetrazol model，PTZ model）以及青霉素癫痫模型。MES 模型是使用最多、研究最透彻的模型之一，常常用于模拟人类的强直-阵挛癫痫大发作，并能用于抗强直-阵挛癫痫大发作的药物筛选，经典的抗癫痫药物苯妥英就是通过 MES 模型发现的。PTZ 癫痫模型能够模拟人类的肌阵挛癫痫全身发作，临床上使用的乙琥胺就是通过这个模型发现的。青霉素癫痫模型适合研究惊厥活动的播散和癫痫产生的神经元基础等问题。研究表明低剂量的青霉素置于培养中的神经元、麻醉动物的大脑皮质或海马脑片中可选择性阻断 GABA 介导的抑制性突触后电位（IP-SPs），而高剂量的作用则缺乏特异性。因为 MES 癫痫模型和 PTZ 癫痫模型制备方法简单，具有比较高的筛选抗癫痫化合物的效率，且成功地发现了临床有抗癫痫疗效的化合物，故在过去的几十年里 MES 模型和 PTZ 模型是作为初次筛选抗癫痫药物的金标准。

但随着研究的不断深入，研究人员发现这些急性癫痫模型也是有其不足之处的。如 MES 模型对作用于离子型通道的药物特别青睐，导致可能会预选某些药物而忽略了其他有抗癫痫作用的药物（如氨基己酸、噻加宾等）；而且 MES 癫痫模型不适合抗部分癫痫发作的药物的筛选。甚至有的时候 MES 模型会给研究者错误的信息，如它不能提示氨基己酸、噻加宾的抗癫痫作用，或者 MES 模型提示 NMDA 受体的拮抗剂有效，但是该拮抗剂在点燃模型及临床试验中都没有明确的抗癫痫作用。而另一个急性癫痫模型 PTZ 模型也是有其缺点的，PTZ 模型作为筛选非痉挛癫痫发作的经典癫痫动物模型，却没能够发现拉莫三嗪的抗非痉挛癫痫发作的作用；而替加宾和氨基己酸在 PTZ 模型中表现为明显的抗非痉挛癫痫的效果，却在临床上表现为加重非痉挛癫痫发作的病情，而且更重要的是急性癫痫模型不能模仿人类癫痫发生发展的整个过程，更不能模拟难治性癫痫、药物抵抗性癫痫的病理生理改变过程。所以，人们开始把目光转移到慢性癫痫模型上。

慢性癫痫模型与急性癫痫模型最大的不同点在于前者能够反映癫痫发作的发生、发展及其反复发作的脑部病理生理的改变，这为更深入研究癫痫的发生和发展提供了基础。慢性癫痫模型根据给予刺激的强度和引起的病情严重程度的不同，又可以分为点燃模型、持续性癫痫模型、自发性癫痫模型。

点燃模型（kindling model）是通过反复的电和化学刺激丘脑、海马等区域，从而在脑电图上表现为进行性癫痫样活动，在行为学上表现为癫痫样发作的模型。点燃模型模拟的是人类的癫痫复杂性部分发作及其继发的全身性发作，它能较好地模拟癫痫进行性发展和长期反复的自限性发作的特点，如能产生脑内局限甚至广泛的病灶，降低癫痫发作的阈值，且逐渐增加癫痫发作的持续时间，加重癫痫发作的病情，最终导致自发性癫痫的发生。并且点燃模型还能够引起的丘脑、海马等区域结构和电生理的改变，从而较好地模拟了人类的颞叶性癫痫发作，为研究难治性癫痫及药物抵抗性癫痫提供了可能。点燃模型又可细分为两类：电点燃模型和化学点燃模型。前者是在杏仁核、海马区埋入电极，并反复给予一定强度的阈下刺激从而达到点燃的效果；而后者则是通过系统或者脑室内反复注射具有兴奋性毒性的谷氨酸类似物海人酸（kainic acid，KA）或者亚惊厥剂量的 PTZ，从而导致癫痫的发生和发展。

研究者还在点燃模型的基础上进行改进，得到诱发癫痫持续状态的癫痫动物模型，如：持续地给予动物丘脑、海马高强度电刺激，或者腹腔内反复注射致痫剂量的胆碱能受体激动剂毛果芸香碱（Pilocarpine）、谷氨酸受体激动剂 KA 都能够引起癫痫持续状态的发生。但是需要注意的是诱发癫痫的持续状态有可能引起高致死率，影响实验观察。因此在研究癫痫持续状态的病理生理改变时，常会给予地西泮降低其死亡率。而研究者在动物脑内埋入电极并给予持续一段时间的电刺激，或者系统给予海人酸、毛果芸香碱等致痫药物后，都可能引起大脑的局限甚至广泛性损伤，而这种局限或者广泛性损伤有可能作为癫痫发作的病灶，从而引发慢性癫痫的自发性发作。如已有文献证明海人酸和毛果芸香碱之所以能够引起慢性癫痫的自发性发作，可能与脑内神经病理性损伤，如海马硬化症相关。

慢性癫痫模型———点燃模型、癫痫持续模型及自发性癫痫模型除了已被应用于研究慢性癫痫发生、发展的病理生理改变及筛选抗癫痫药物之外，它还有一个重要的意义：这些模型还能被用于研究如何预防癫痫发作。如药物能够阻断电或化学点燃刺激引起的癫痫活动，表明该药有抗癫痫发作的疗效；但若该药能够抑制点燃模型引发的自发性癫痫发生，提示该药物还有预防癫痫发生的可能。在研究预防癫痫发作的问题上，Pitkanen 和 Halonen 认为自发性癫痫发作可能比点燃模型更适合用于预防癫痫发作药物的筛选，因为只有在给予足够刺激时间、刺激强度诱发的严重癫痫持续状态后的第一次自发性癫痫发作前的潜伏期给予抗癫痫筛选药物，才能够明确说明这些筛选药物有明显的预防癫痫发作的疗效，而且排除其他不良因素的影响，如实验模型不成功。虽然慢性癫痫模型因能够很好地反映癫痫发生发展整个的过程而越来越受到人们的重视，但是它们也有其缺点：如点燃模型比较耗费人力和时间，且电点燃模型虽然能够引发癫痫持续状态和其后的自发性发作，但是其脑部没有明显的中央性颞叶癫痫的典型神经病理性改变，如海马硬化症等，所以不能很好地代表典型的中央性颞叶癫痫病理生理改变。并且点燃模型及癫痫持续状态后的自发性癫痫模型均不能很好代表由外伤、脑卒中等特定因素引发的癫痫的病理生理改变，如丙戊酸虽能阻断点燃模型的癫痫发作，但是对外伤、脑卒中等引起的癫痫发作没有预防作用，说明点燃模型及慢性自发性癫痫模型与外伤、脑卒中等引发的癫痫发作的病理生理改变并不一致，所以探讨外伤、脑卒中引发的癫痫，可能需要相应的外伤、脑卒中动物癫痫模型。

遗传性体内模型为研究癫痫全身性发作，特别是研究癫痫失神发作提供了基础。WAG/Rij 大鼠是用于研究遗传性癫痫失神发作的大鼠，其行为学改变、脑电图表现（棘慢复合波）以及遗传特性等方面与人类癫痫失神发作极为相像，已被广泛用于研究人类癫痫失神发作。有文献发现该模型的失神发作机制可能与网状核的活动程度、神经元细胞膜特性和离子通道状态、蛋白和酶的活性以及基因和染色体突变等有关。另一种遗传性模型———GAERS 大鼠行为学上表现为反复的全身非抽搐癫痫发作，并伴随双眼凝视，脑电图表现为典型的对称同步棘波放电（spike wave discharge，SWD），其失神发作的行为学和脑电图改变与人类青春期癫痫失神发作十分相似，故 GAERS 大鼠常用于研究青春期失神性癫痫。研究表明 GABAA、GABAB 受体及谷氨酸能神经元的损伤在 GAERS 失神发作中起着十分重要的作用。研究人员还把编码 Ca^{2+} 通道亚基的基因突变小鼠作为研究癫痫失神发作的体内模型，用于抗癫痫失神发作药物的筛选。如 Lethargic（Lh）鼠模型，由于编码 Ca^{2+} 通道 β_4 亚型的 Cacnb4 基因突变导致癫痫失神发作，常表现为发作性的失神活动，并伴有脑电图典型的 5~7Hz 的棘波。

随着癫痫研究的不断发展，部分癫痫患者的癫痫症状得到控制，但仍有 1/3 癫痫患者的癫痫症状不能控制，甚至表现为对药物的耐受，研究难治性和药物耐药性癫痫已成为癫痫研究的新热点。点燃模型能够增强癫痫发作的易感性，同时能引起丘脑、海马等边缘系统的结构和电生理改变，模拟人类颞叶性癫痫发作，为研究难治性癫痫及耐药性癫痫提供了很好的模型。Rundfeldt 应用 Wistar 大鼠丘脑点燃模型筛选抗癫痫药物时发现，一部分 Wistar鼠对苯妥英没有反应，被称为"phenytoin non – responders"。这部分 Wistar 大鼠对丙戊酸、氨基己酸等临床有效的抗癫痫药物也有耐受性。这些对苯妥英耐受的点燃模型作为研究耐药性癫痫模型开始受到人们的关注，现已被运用于抗难治性癫痫或耐药性癫痫的药物筛选中；但对苯妥英耐受的点燃模型也有缺点，如区别苯妥英反应性小鼠和耐受性小鼠至少需要 3 个月，而且苯妥英耐受性小鼠的繁殖率低，不利于快速、有效地进行抗难治性及耐药性癫痫药物的筛选。

为了更好地研究难治性癫痫和耐药性癫痫，人们开始选择其他的癫痫耐药性模型。如：拉莫三嗪抵抗性小鼠模型（Lamotrigine – resistant kindled rat）、6Hz 部分精神运动癫痫发作模型（the 6 Hz psychomotor seizure model of partial epilepsy model）、颞叶持续性癫痫模型（post – status epileptic models of temporal lobe epilepsy model）等。

参 考 文 献

［1］李天富，栾国明. 以胶质细胞源性腺苷为靶点治疗癫痫的研究进展. 中华神经医学杂志，2013，12（9）：963 – 966.

［2］Sasa M. A New Frontier in Epilepsy：Novel Antiepileptogenic Drugs. J Pharmacol Sci，2006，100（5）：487 – 494.

［3］Weaver DF. Epileptogenesis，Ictogenesis and the Design of Future Antiepileptic Drugs. Can J Neurol Sci，2003，30（1）：4 – 7.

[4] Loscher W, Brandt C. Prevention or modification of epileptogenesis after brain insults: experimental approaches and translational research. Pharmacol Rev, 2010, 62 (4): 668 – 700.

[5] 汤丽鹏. 癫痫动物模型的研究进展. 中山大学研究生学刊, 2011, 32 (5): 38 – 45.

第三节　小动物癫痫模型

一、杏仁核内注射海人酸诱导的小鼠急性发作模型

【制作方法】

单侧杏仁核内注射海人酸（kanic acid, KA）诱导的小鼠边缘叶发作癫痫模型建立方法步骤如下：异氟烷（Isoflurane）麻醉（68.5% N_2O, 30% O_2, 1.5% Isoflurane），用2%利多卡因表面麻醉双侧外耳道；将C57BL/6（22～25g）小鼠背位固定于立体定位仪上（ASI, 美国），股静脉插管以备注射地西泮。根据 Franklin & Paxions 小鼠脑立体定位图谱确定杏仁核基底外侧核给药部位（AP：－0.94mm, L：－2.85mm, V：－3.75mm）。以微量注射泵注入 KA（0.3μg KA 溶于 0.2 μl PBS 缓冲液, pH 调至 7.4）。脑电图机描记脑电。用牙科钻钻透颅骨放置皮层电极。脑电活动根据我们以往研究的标准分为4级：Ⅰ级为基线活动，Ⅱ级为发作性快波，Ⅲ级为在Ⅱ级脑电图的背景上出现频率小于1 Hz的高波伏丛集棘波，Ⅳ级为频率大于1Hz的高波伏丛集棘波。KA 注射前开始脑电记录，发作30min后注射劳拉西泮（6mg/kg）终止发作，继续监测脑电 30min，确保无痫样放电。术中采用电热毯保温，保持小鼠肛温（37 ± 0.5）℃。

【电生理评价】

癫痫发作模型均具有下列特征：在脑电图为Ⅱ级或Ⅲ级脑电活动时，癫痫小鼠表现为流涎、咀嚼、面部抽搐、点头、后腿站立、湿狗样抖动（wet dog shakes）、前肢阵挛；Ⅳ级脑电活动时，上述发作表现动作停止，仅表现为偶尔出现咀嚼和湿狗样抖动。异常放电活动于 KA 注射后 6～10min 开始。各组Ⅳ级脑电活动的持续时间无明显差异（7.83±2.86min）。脑电放电图见图 6-1。

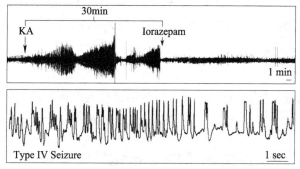

图 6-1 杏仁核内注射 KA 诱导癫痫持续状态

上方的曲线是诱导癫痫持续状态后连续 60min 的大脑皮质 EEG 记录，其中包括注射劳拉西泮终止癫痫持续状态的 30min。下方的曲线是从上图截取的 10s（橙色标示部分）高分辨率片段，为癫痫Ⅳ型发作

此模型的定量研究急性癫痫发作持续状态的癫痫样放电，可以作为抗癫痫药物或其他干预性措施对癫痫发作特别是对癫痫样放电疗效评价的急性发作模型。

【病理组织学评价】

终止发作 24h 后神经元损伤分为急性发作导致的注射 KA 同侧海马 CA3 区神经元损伤和注射点杏仁核区 KA 导致的细胞毒性损伤：①注射 KA 同侧海马 CA3 区神经元损伤：发作 24h 后注射 KA 侧海马 CA3 区存活神经元明显减少，可见广泛分布的神经元损伤，锥体细胞结构模糊不清，细胞排列稀疏、紊乱，细胞形态不规则，大部分细胞分解和碎裂，对侧海马未见存活神经元减少。终止发作 24h 后注射 KA 侧海马 CA3a 区可见清晰的 TUNEL 阳性细胞，可见凋亡细胞的特征：浓缩的细胞核。海马组织损伤病理性改变见彩图 -2（书末彩图）。②注射点杏仁核区 KA 导致的细胞毒性损伤：发作 24 h 后注射 KA 侧杏仁核基底外侧核区存活神经元明显减少，可见广泛分布的神经元损伤，锥体细胞结构模糊不清，细胞排列稀疏、紊乱，细胞形态不规则，大部分细胞分解和碎裂，对侧杏仁核未见存活神经元减少。终止发作 24h 后注射 KA 侧杏仁核基底外侧核区可见清晰的 TUNEL 阳性细胞。杏仁核组织损伤病理性改变见彩图 -3（书末彩图）。

此模型病理性特征为选择性海马 CA3a 神经元损伤，可以作为研究癫痫发作导致神经元损伤机制研究的理想模型；另外也可以作为抗癫痫药物或其他干预性研究疗效评价的急性发作模型。

二、海马注射海人酸诱导的小鼠急性发作模型

【制作方法】

单侧杏仁核内注射海人酸（kanic acid，KA）诱导的小鼠边缘叶发作癫痫模型建立方法步骤如下：异氟烷（Isoflurane）麻醉（68.5% N_2O，30% O_2，1.5% Isoflurane），用2%利多卡因表面麻醉双侧外耳道；将 C57BL/6（22～25g）或 NMRI 小鼠（35～40g）背位固定于立体定位仪上（ASI，美国），股静脉插管以备注射地西泮。根据 Franklin & Paxions 小鼠脑立体定位图谱确定杏仁核基底外侧核给药部位（AP：-1.6mm，L：-1.8 mm，V：-1.9mm）。以微量注射泵注入 KA（20mM KA 溶液50nl，pH 调至7.4）。脑电图机描记脑电。用牙科钻钻透颅骨放置右侧额叶皮层单极电极、右侧海马置入深部双极电极、小脑皮层单极电极为参考电极，持续记录脑

电6~10h。术中采用电热毯保温，保持小鼠肛温（37±0.5）℃。

【电生理评价】

癫痫发作模型均具有下列特征：脑电记录6~10h内观察到近半数癫痫小鼠表现为轻度前肢阵挛和旋转；另一半癫痫小鼠仅表现为动作停止（immobile）或俯卧（prostrated），少数癫痫小鼠可见到全身阵挛发作。脑电图主要表现为注射KA侧海马和皮质癫痫样放电。

此模型的电生理特征为单侧海马或皮层癫痫样放电，可以作为抗癫痫药物或其他干预性研究对癫痫发作特别是对癫痫样放电疗效评价的急性发作模型。

【组织病理学评价】

终止发作24h后神经元损伤特征：①海马神经元损伤主要局限于发作24h后注射KA同侧海马CA1区，可见广泛分布的海马CA1区存活神经元减少，锥体细胞结构模糊不清，细胞排列稀疏、紊乱，细胞形态不规则，大部分细胞分解和碎裂，对侧海马未见存活神经元或神经元减少。终止发作24h后注射KA侧海马CA1区可见清晰的TUNEL阳性细胞，可见凋亡细胞的特征：浓缩的细胞核。②KA注射对侧海马CA1区及hilus未见神经元损伤。

此模型病理性特征为选择性海马CA1区神经元损伤，可以作为研究癫痫发作导致神经元损伤机制研究的理想模型，也可以作为抗癫痫药物或其他干预性研究疗效评价的急性发作模型。

三、皮下注射戊四唑诱导的大鼠急性发作模型

【制作方法】

皮下注射PTZ诱导的大鼠海马癫痫发作模型（Pentylenetet-razol model，PTZ model）制作步骤如下（以CA1区为例）：将雄

性大鼠（220～350g）背位固定于立体定位仪上（ASI，美国），股静脉插管以备注射地西泮。异氟烷（Isoflurane）麻醉（68.5% N_2O，30% O_2，1.5% Isoflurane），用2%利多卡因表面麻醉双侧外耳道；在麻醉大鼠的颅骨中线一侧海马上方用颅骨钻打开一个小窗，并移除下方硬脑膜。根据大鼠空间立体定位图谱将双极电极埋植在CA3区附近以刺激CA3锥体细胞层及shaffer侧支通路，将记录电极插入前囟后3.5～4.2mm、中线旁2.0～3.0mm的位点记录CA1锥体细胞层。皮下注射PTZ（383mg/kg），观察海马神经元活动。脑电图机描记脑电。持续记录脑电3h，术中采用电热毯保温，保持大鼠肛温（37±0.5）℃。

【电生理评价】

皮下注射PTZ 1h后，都可以观察到大鼠出现绕笼、转圈活动增加现象，继而出现呼吸频率加快、伴咀嚼、凝视、点头及湿狗样抖动，单侧肢体抽搐，流涎继发全身痉挛跌倒等。脑电图主要表出现为：皮下注射PTZ后，海马CA1区、CA3区出现高度同步化的癫痫样放电。

【病理组织学评价】

此模型病理特征主要包括海马神经细胞缺失、胶质细胞增生、苔藓纤维发芽等。反复癫痫发作还可引起突触可塑性改变和认知功能损害。常作为急性或全身性发作癫痫模型，也用于抗癫痫药物的筛选，并且此模型筛选的抗阵挛性及抗惊厥药物对临床失神发作有用，故该模型也被广泛用于抗失神发作药物的筛选。

四、腹腔注射青霉素诱导小鼠的急性癫痫发作模型

【制作方法】

模型制作步骤：大鼠（200～220g）经3%戊巴比妥腹腔注射

麻醉后，固定于脑立体定位仪上，沿中线切开暴露颅骨，在冠状缝与矢状缝交界处，即前囟后 3.0mm、中线旁 3.0mm 左右处各钻一个小孔，植入 2 个不锈钢螺丝电极深度 2mm，作为记录电极和参考电极。单笼饲养，恢复 7 天后腹腔注射青霉素（500 万 ~ 700 万 U/kg），立即观察行为学改变及记录脑电。当小鼠持续痫性发作达 1h 时，腹腔注射地西泮（4mg/kg），如不能缓解痫性发作，可重复给予地西泮一两次，直到痫性发作被解除。

【行为学评价】

参照 Racine 分级标准，大鼠腹腔注射青霉素 5 ~ 15min 后开始表现为癫痫发作主要为Ⅳ级和Ⅴ级，出现颜面肌抽搐，随后表现为头后仰性抽动。并逐渐加重以至扩展到前肢和后肢，出现发作性四肢及全身强直、四肢直立、背部弓起、身体扭曲、尾巴强直上翘并伴尖叫，最后跌倒。整个发作以强直、阵挛表现为主。

【电生理评价】

腹腔注射青霉素 20 ~ 30min，脑电图出现明显阵发性节律及癫痫样放电，波幅逐渐增高。癫痫波包括尖波、棘波、尖慢波等。

【病理组织学评价】

HE 染色海马神经元排列疏松紊乱，失去带状排列规则，胞体固缩。体积变小，细胞间隙增大，细胞核固缩，核仁不清，急性期胶质细胞增生不明显。

五、海马注射海人酸诱导的小鼠慢性发作模型

【制作方法】

单侧杏仁核内注射海人酸（kanic acid，KA）诱导的小鼠边

缘叶发作癫痫模型建立方法步骤如下：异氟烷（Isoflurance）麻醉（68.5% N_2O, 30% O_2, 1.5% Isoflurance），用2%利多卡因表面麻醉双侧外耳道；将C57BL/6（22~25g）或NMRI（35~40g）小鼠背位固定于立体定位仪上（ASI，美国），股静脉插管以备注射安定。根据Franklin & Paxions小鼠脑立体定位图谱确定杏仁核基底外侧核给药部位（AP：−1.6mm，L：−1.8mm，V：−1.9mm）。以微量注射泵注入KA（20mM的KA溶液50nl，pH调至7.4）。脑电图机描记脑电。用牙科钻钻透颅骨放置右侧额叶皮层单极电极、右侧海马置入深部双极电极、小脑皮层单极电极为参考电极，持续记录脑电6~10h。术中采用电热毯保温，保持小鼠肛温（37 ± 0.5)℃。脑电记录分为癫痫发作持续状态期、潜伏期和慢性发作期。

【电生理评价】

脑电记录分3个阶段：①癫痫发作持续状态期，海马注射KA后癫痫发作持续状态期，特征为海马典型的持续放电（通常KA注射后持续近10h）；近半数癫痫小鼠表现为轻度前肢阵挛和旋转；另一半癫痫小鼠仅表现为动作停止（immobile）或俯卧（prostrated），个别癫痫小鼠可见到全身阵挛发作。②潜伏期，海马注射KA后2周内（不包括癫痫发作持续状态期），主要特征为偶见同侧海马尖波或棘慢波放电，无明显行为学发作。③慢性发作期，小鼠无明显行为学发作，偶尔表现为动作停止。海马注射KA后2周后至2个月，海马特征性持续尖波或棘慢波放电，表现为每小时平均20（22±5）次、每次持续40（41±10）s左右。

此模型癫痫样放电局限于损伤的海马区附近，而且经典的抗癫痫药物如丙戊酸钠、卡马西平、苯妥英钠等不能抑制慢性发作期癫痫样放电，仅对地西泮有反应。是模拟人类难治性癫痫（颞叶内侧型癫痫合并海马硬化）的理想模型，可以作为抗癫痫药物或其他干预性研究对癫痫发作特别是对癫痫样放电疗效评价的慢性发作模型。

【组织病理学评价】

慢性癫痫发作期神经元损伤特征：海马神经元损伤主要局限于发作 24 h 后注射 KA 同侧海马 CA1 区，可见广泛分布的海马 CA1 区、CA3 区、齿状回和 hilus 存活神经元显著减少，锥体细胞结构模糊不清，细胞排列稀疏、紊乱，细胞形态不规则，大部分细胞分解和碎裂，齿状回明显增大，齿状回颗粒细胞可见明显弥散、对侧海马未见存活神经元减少。

此模型病理性特征为选择性海马 CA1 区经元损伤，齿状回在潜伏期发生了结构性改变：齿状回增大、颗粒细胞弥散而且胞体增大，苔藓纤维增生等；海马功能性改变包括神经递质和受体表达改变，是癫痫发生的病理基础。该模型模拟了人类难治性癫痫（颞叶内侧型癫痫合并海马硬化）的病理学变化，经典的抗癫痫药物不能抑制慢性放电发作，只是模拟了颞叶内侧型癫痫合并海马硬化临床的药物难治性特点，可以作为研究癫痫发生的理想模型，另外也可以作为抗癫痫药物或其他干预性研究对癫痫发生作用的疗效评价理想模型。

模型缺点：主要是脑电发作而无明显行为学发作，因而不能模拟癫痫患者自发性临床癫痫发作。

六、发育期大鼠热性惊厥模型

【制作方法】

气浴诱导大鼠热性惊厥模型制备步骤：清洁级雄性 SD 大鼠，使实验温度保持在 21℃ 左右，测定大鼠的中心温度（肛温），并连接在温度检测探针上，实时监测温度变化。将大鼠皮下注射0.9%生理盐水（10ml/kg）后，放入加热室内，升高加热室内气体温度至41～48℃，2min后，当大鼠中心温度达到41℃时，持续高热状态30min，期间每隔2～3min测一次大鼠中心温度并记录。观察大鼠行为改变、惊厥开始及惊厥持续时间。用牙科钻钻透颅骨，右侧海马置入深部双极电极、小脑皮层单极电极为参考电极，记录脑电结果。

【电生理评价】

电生理特征为：大鼠热惊厥时，海马脑电显示癫痫样放电。行为学表现主要为突然动作停止、意识丧失，呈典型的边缘叶癫痫发作表现。热惊厥诱发的慢性自发性癫痫放电（热惊厥后2个月成年大鼠），海马电极可记录到自发性癫痫样放电增多，相应的行为学表现为：双前肢阵挛样抽搐伴有面部自动症，有行为学表现时，脑电图记录表现为海马和皮质均有自发性癫痫样放电。

【组织病理学评价】

急性热惊厥模型尼氏染色未见海马和皮质明显神经元损伤。

七、大鼠电点燃癫痫模型

电点燃癫痫模型目前主要应用于癫痫发病机制和抗癫痫药物疗效测试研究。点燃发作与人类复杂部分性癫痫在症状、脑电图、痫样放电等方面相似，是国际公认研究癫痫较理想的动物模型。点燃机制涉及脑神经的长时程增强及可塑性变化等，点燃模型可用于学习与记忆、精神－神经疾病、药物成瘾等研究。电刺激点燃由于作用局限等优点，优于化学药物点燃，海马和杏仁核被认为是点燃最敏感的部位。该模型的优点：①动物一旦被点燃即具有持久性，并伴有自发性发作；②电刺激部位海马和杏仁核常规染色无明显病理改变。

【制作方法】

电点燃癫痫模型建立方法步骤如下：异氟烷（Isoflurance）麻醉（68.5% N_2O，30% O_2，1.5% Isoflurance），用2%利多卡因表面麻醉双侧外耳道，将雄性SD成年大鼠（280～320g），背位固定于立体定位仪上（ASI，美国）。双极电极插入右侧海马，具体位置（BLA，前囟后5.5mm，旁开5.5mm，硬膜下7.5mm），皮层电极记录为单极电极置于前额，单极电极置于小脑皮层作为参考电极。牙齿水泥固定（彩图-4，见书末彩图），封闭伤口。点燃的刺激参数：频率50Hz，电压5V，刺激时间10s，间隔时间30min，每天刺激6次，连续刺激8d，同时记录脑电图。

【电生理评价】

行为反应按Racine分级法，大鼠的行为分为0级：无任何反应；Ⅰ级：面部阵挛，包括眨眼、动须、节律性咀嚼等；Ⅱ级：Ⅰ级加节律性点头；Ⅲ级：Ⅱ级加前肢阵挛；Ⅳ级：Ⅲ级加后肢站立；Ⅴ级：Ⅳ级加摔倒。Ⅳ级或Ⅴ级行为发生视为全面点燃（大发作）。痫性行为通常与后发放伴随，随着大鼠发作级别的增加，发作行为持续的时间延长，伴随后发放时程（ADD）也在延长，且后发放的时程要长于行为学上发作的时间（图6-2）。

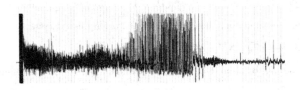

图6-2　电点燃大鼠后发放

参 考 文 献

［1］ Li T, Lytle N, Lan JQ, et al. Local disruption of glial adenosine homeo-stasis in mice associates with focal electrographic seizures：a first step in epileptogenesis? Glia, 2012, 60（1）：83 – 95.

［2］ Knuesel I, Riban V, Zuellig RA, et al. Increased vulnerability to kainate – induced seizures in utrophin – knockout mice. Eur J Neurosci, 2002, 15（9）：1474 – 1484.

［3］ Fedele DE, Li T, Lan JQ, et al. Adenosine A1 receptors are crucial in keeping an epileptic focus localized. Exp Neurol, 2006, 200（1）：184 – 190.

［4］ 钱斌斌. CTZ 癫痫模型与 PTZ、KA 模型的比较研究. 上海：复旦大学, 2010.

［5］ 方妤, 杨建英, 杨东东. 癫痫化学点燃效应整体动物模型研究进展. 湖南中医杂志.2014, 30（3）：179 – 180.

［6］ 钱斌斌, 孔淑贞, 万力, 等. 几种经典化学致癫痫实验动物模型概述. 医学信息杂志, 2010, 23（4）：1145 – 1146.

［7］ 刘春, 宋成云, 王旭, 等. 不同剂量青霉素致 SD 大鼠癫痫的实验研究. 交通医学杂志, 2011, 25（2）：126 – 128.

［8］ 杨炼红, 吴照明. 青霉素致大鼠急性癫痫模型的构建. 岭南急诊医学杂志.2010, 15（1）：1 – 3.

［9］ Gouder N, Fritschy JM, Boison D. Seizure suppression by adenosine A1 re-ceptor activation in a mouse model of pharmacoresistant epilepsy. Epilepsia, 2003, 44（7）：877 – 885.

［10］ Dubé C, Brunson KL, Eghbal – Ahmadi M, et al. Endogenous neu-ropeptide Y prevents recurrence of experimental febrile seizures by in-creasing seizure threshold. J Mol Neurosci, 2005, 25（3）：275 – 284.

［11］Dubé CM, Ravizza T, Hamamura M, et al. Epileptogenesis provoked by prolonged experimental febrile seizures: mechanisms and biomarkers. J Neurosci, 2010, 30 (22): 7484 – 7494.

［12］Li T, Steinbeck JA, Lusardi T, et al. Suppression of kindling epileptogenesis by adenosine releasing stem cell – derived brain implants. Brain, 2007, 130 (5): 1276 – 1288.

［13］Wilz A, Pritchard EM, Li T, Lan JQ, et al. Silk polymer – based adenosine release: therapeutic potential for epilepsy. Biomaterials, 2008, 29 (26): 3609 – 3616.

（高青，李天富，首都医科大学三博脑科医院）

第七章 肌萎缩侧索硬化症动物模型

第一节 ALS 病概述

运动神经元病（MND）是一组选择性侵犯脊髓前角细胞、脑干运动神经元、皮层锥体细胞及锥体束的慢性进行性神经变性疾病。至今病因及发病机制尚不清楚，已提出的病因学说涉及遗传因素、环境因素、病毒感染及免疫因素等。肌萎缩侧索硬化症（amyotrophic lateral sclerosis，ALS）是成人运动神经元病中最常见的类型。本病特点是脊髓前角细胞和锥体束同时受累，出现广泛的肌萎缩、肌束震颤，同时存在锥体束征，一般无感觉障碍和括约肌障碍。建立有效的动物模型对研究 ALS 的发病机制及药物疗效至关重要。目前为止已经建立了多种用于研究 ALS 的动物模型，如兴奋性氨基酸毒性模型、自身免疫模型、转基因动物模型，其中 hSOD1 - G93A 转基因小鼠动物模型应用最广泛，是国际上公认的研究 ALS 发病机制及临床前药物研究的动物模型。

（张鸿，中国医科大学附属盛京医院）

第二节　ALS动物模型（hSOD1 – G93A转基因小鼠动物模型）

【实验设备】

同前。

【实验材料】

B6SJL – BTg（SOD1G93A）1Gur/J小鼠和B6SJLF1/J小鼠，SPF级。

【转基因鼠的繁殖及鉴定】

B6SJL – BTg(SOD1G93A)1Gur/J半合子雄鼠与B6SJLF1/J +/ +雌鼠1∶1杂交，在恒温、恒湿、12h光照/黑暗交替循环、无特殊病原菌的（SPF）环境中，喂以灭菌的SPF级颗粒型鼠类饲料及灭菌水。经剪尾尖提取DNA、PCR扩增后，琼脂糖凝胶电泳结果示位于200 ~ 300bp之间的条带（236bp）为mSOD1的PCR产物，此种小鼠为SOD1G93A转基因阳性小鼠。没有此条带为非mSOD1的PCR产物，为非SOD1G93A转基因鼠。

【行为学评价】

1. 一般状态观察

参考Vercelli A等的1 ~ 5分评分法进行评分，5分：无运动功能障碍；4分：将小鼠悬吊时出现后肢伸展异常或震颤；3分：明显的后肢无力、步态异常；2分：双后肢完全瘫痪，爬行仅靠前肢；1分：双后肢完全瘫痪，并且将小鼠仰卧后20s内小鼠不能翻转。实验期间每天观察动物，每周称体重一次。另外，观察呼吸、吞咽功能和括约肌功能以及皮肤营养状况等。

2. 悬尾实验

用双手捏住小鼠尾尖，同时竖直提起，观察小鼠活动情况。后肢蜷曲，不能正常伸展，30s内不能翻转身体者为阳性。

3. 转轮实验

将小鼠置于转棒式疲劳仪上，从1转/分开始，180s内增加至35转/分。记录小鼠掉落时在转轮上的时间和转数，未掉落的小鼠记为180s/（35转/分）。首次实验时小鼠先适应转轮环境，然后每天同一时间、同样实验条件，重复进行3次，每次间隔休息30min。实验结果取3次的最大值。实验连续进行6天。

4. 旷场试验

将转基因小鼠与野生型小鼠同时置于大小为200mm×200mm×200mm实验箱中，用高清摄像头追踪并记录小鼠在箱中的活动轨迹。运用旷场试验视频分析系统记录小鼠活动轨迹图。每次记录时间为5min。

5. 足迹分析

将小鼠的后肢涂上红色无毒染料，置于一条狭窄的底部覆盖白纸的跑道上（55mm×55mm×500mm），使小鼠沿跑道正常前行。首次实验前让小鼠适应实验环境30min。实验时避免外界干扰，每天实验时间、实验环境相同。每天进行3次实验，每只小鼠共进行9次实验。观察小鼠足迹是否规整，选择清晰的足迹，测量小鼠足间距。

6. 后肢抓力测定

抓力感受装置是由平行的金属丝构成的，使其倾斜于地面45°，一手固定小鼠头部，另一手固定其尾部使其后爪抓住金属丝，然后轻拉小鼠尾部，拉力数值从计算机读出，每只小鼠测3次，记录最大的一次，每周测一次。

【电生理学评价】

大鼠腹腔注射麻醉后，将刺激电极置于腰段脊旁坐骨神经切迹并给予超强刺激，记录电极插入后肢腓肠肌肌腹中。记录神经传导速度，自发电位及复合肌肉动作电位。肌电图结果显示发病鼠有大量的由纤颤电位和正向电位组成的自发电位，复合肌肉动作电位幅度明显下降。

【病理组织学评价】

1. 光镜检查

（1）标本制备：①肌肉组织取材。颈椎脱臼处死小鼠，用剪刀沿小鼠后肢内侧纵向剪开皮肤，钝性分离，暴露股四头肌。沿肌肉方向分离，暴露肌腱。用剪刀剪断肌腱，获得完整股四头肌标本，保存于 4% 多聚甲醛溶液，进一步进行 HE 染色。②脊髓及脑皮层取材。实验动物经 10% 水合氯醛麻醉后开胸，经左心室灌注固定后，取出脑皮质及脊髓腰膨大组织，放入 4% 多聚甲醛溶液中 4℃固定、备用，用于制备石蜡切片，进一步进行神经细胞尼氏染色。

（2）光镜下表现：HE 染色显示明显的肌肉萎缩，与正常肌肉组织比较，肌纤维明显减少、纤细。神经细胞尼氏染色显示脊髓及皮质区神经元数量明显减少，部分神经元可以发生空泡样变。

2. 电镜检查

（1）标本制备：取新鲜脑皮质及脊髓腰膨大组织标本，2.5% 戊二醛固定，1% 的锇酸后固定，进行常规电镜样品制备、包埋、半薄切片定位，定位后制成超薄切片，在透射电镜下观察。

（2）电镜下表现：早期，脊髓前角运动神经元的轴突末梢和树突出现线粒体肿胀和空泡变性。随后，前根出现髓鞘轴突数目明显减少，前角运动神经元逐渐丢失。脊髓前角、大脑皮质的运动神经元胞浆中出现了不溶性致密嗜铱酸物质沉积。

参 考 文 献

［1］ Cleveland DW，Liu J . Oxidation versus aggregation－How do SOD1 mutants cause ALS？Nat Med，2006（12），1320－1321.

［2］ Shibata N. Transgenic mouse model for familial amyotrophic lateral sclerosis with superoxide dismutase－1 mutation . Neurophathology，2001，21（1）：82－92.

［3］ 曾常春，梅武轩，熊文生，等 . 肌萎缩侧索硬化症的动物模型研究进展 . 中国康复医学杂志，2004，19（6）：479－480.

［4］ Albano R，Liu X，Lobner D. Regulation of system x（c）－ in the SOD1－G93A mouse model of ALS. Exp Neurol，2013，250：69－73.

［5］ Karch CM，Prudencio M，Winkler DD，et al. Role of mutant SOD1 disulfide oxidation and aggregation in the pathogenesis of familial ALS. Proc Natl Acad Sci USA，2009，106（19）：7774－7779.

（张鸿，赵越，中国医科大学附属盛京医院）

第八章　脊髓损伤动物模型

第一节　脊髓损伤概述

脊髓损伤（spinal cord injury，SCI）是由于各种原因引起的脊髓结构、功能损害后损伤水平以下的脊髓功能障碍。脊髓损伤发生率呈现逐年增高的趋势。由于脊髓是许多神经功能的中介通路，脊髓损伤及其继发性病理生理反应可直接导致神经功能损伤，从而引起组织、器官功能障碍，致残率与死亡率非常高，不仅患者本人要受功能损伤带来的不便和痛苦，也给社会和家庭带来了沉重的负担。临床表现为脊髓损伤平面以下运动、感觉、自主神经功能障碍。脊髓损伤治疗主要包括早期现场急救、激素等药物治疗、并发症的控制及康复训练等。

针对脊髓损伤的预防、治疗和康复是当今医学界的一大课题。关于脊髓损伤的基础研究对于阐明 SCI 的自然病程和新的药物治疗有着十分重要的指导意义。因此，我们需要建立可靠性高、重复性好的 SCI 模型。理想的脊髓损伤模型应具备以下几个条件：一是能反映实验动物脊髓受损的神经生理和运动行为的情况；二是具有良好的临床相关性，即能提供与临床脊髓损伤一致的动物模型；三是模型要有高度的重复性，研究脊髓损伤病理及治疗需要大量的实验动物，这就需要损伤模型标准化，并需要一系列的参数对损伤情况进行比较。近年来 SCI 动物模型研究已经取得了长足的进步，很多成果已经用于 SCI 的研究中。

(张鸿，中国医科大学附属盛京医院)

第二节　大鼠脊髓损伤模型

（一）制作方法

【实验动物】

1. 品系

用于脊髓损伤研究的动物种类很多。大鼠来源相对较为充足，成本较低，容易喂养和护理，目前应用最为广泛。适用于脊髓损伤研究的大鼠品系有 Wistar、Louis、Long – Evans、Fisher、Sprague – Dawley 等。其中应用最多的是 Sprague – Dawley，其次是 Wistar。但大鼠脊髓较细，脊髓损伤实验的手术难度大。尤其是在缺少专用器械的情况下，易误伤脊髓，影响实验的准确性。兔及小鼠也是研究脊髓损伤常选用的实验动物。

2. 体重

用于脊髓损伤模型的大鼠体重以 180~250g 为宜。体重过小对麻醉剂敏感，手术耐受性差，死亡率高；体重过大（超过 250g）的大鼠骨质坚硬，椎板切除难度大，脊髓损伤概率高及术中不易止血，术中术后死亡率高。

3. 性别

动物性别不是脊髓损伤恢复的影响因素。总的来说，雌性应用更多，主要原因是雌性易于排尿，膀胱自主功能恢复较快，下尿路感染发生率低，但雌性大鼠雌激素水平不稳定，故脊髓损伤在同一时期进行。鉴于雌激素和孕激素的神经保护作用尚未确定，对于涉及性激素的脊髓损伤实验应慎重选择实验动物性别。

【麻醉】

麻醉药物种类和剂量直接关系制模成功率。国内常采用的麻醉药品有巴比妥类、水合氯醛和乙醚。巴比妥类药麻醉效果持续时间长，但对呼吸中枢影响较大，增加呼吸道黏膜分泌物，大鼠对药物剂量变化较为敏感。剂量稍大就会抑制呼吸中枢，过多分泌物会堵塞呼吸道，导致缺氧而死亡。对此类麻醉药应用时应精确计算剂量，常用剂量为30mg/kg。联合使用同等剂量的30mg/kg苯巴比妥、阿托品可取得较好的麻醉效果。水合氯醛安全剂量范围较巴比妥类药宽，起效快，作用时间短，300mg/kg的剂量可维持1~2h，对于重量超过200g的大鼠可增大剂量，但不能超过400mg/kg。对于手术时间长已建立静脉通路的可以术中补充麻醉剂，国外常联合使用氯胺酮和赛拉嗪制作脊髓损伤模型，也可选用异氟醚麻醉。

【损伤部位】

实验性脊髓损伤的部位常选择低位颈髓、胸髓及腰髓。用于脊髓损伤修复研究时绝大多数采用中下胸段。后正中 T_5、T_6 棘突间有一大血管进入脊髓，如果损伤水平选择在 $T_4 \sim T_7$ 可导致大量出血，且不易止血；如将其次血管结扎，又会影响脊髓的血液供给。$T_8 \sim T_{10}$ 单纯的椎板切除术不影响大鼠摄食、行走等日常活动，目前应用较多。术中应轻柔操作，避免损伤双侧肾脏。椎板切除时动作应准确、轻柔、果断，尽可能避免手术器械触及脊髓。椎板切除术时常有小量出血，可用沾有冰冻生理盐水的棉球压迫止血，1:1000 肾上腺素棉球压迫止血，有条件时可采用明胶海绵药物止血。文献报道，脊髓损伤尤其是切割伤后应用冰冻生理盐水反复冲洗损伤部位，术中失血较多者可行皮下注射补液，并给予术后镇痛。

【损伤方式】

1. 撞击型 SCI 模型

脊髓打击装置：改良的 Allen 撞击器，由不锈钢材料制成，击打棍直径 4.0mm，打击头呈凸形，重量 20g，击打棍套管内直径 4.1mm，套管外侧面有刻度标记，可以调整击打棍下落高度，范围为 3~10cm。

所有器械经高压蒸汽灭菌。大鼠腹腔注射麻醉后俯卧位，固定于大鼠固定板上，在背部脊髓两侧触摸大鼠最下肋与软组织分界处（浮肋与第 13 胸椎连接处）作为骨性定位标志，向上、下 5cm 范围备皮、脱毛后用碘酊、酒精常规消毒，铺无菌手术单，在后正中线做纵行切口，大约 3cm，依次切开皮肤、皮下筋膜，暴露椎旁肌，肉眼观察，可见椎旁肌表面银白色腱膜，两侧腱膜在后正中线最接近处，约平对第 10 胸椎棘突，用玻璃分针钝性剥离肌肉暴露棘突、椎板和横突。参考定位：T_9 棘突倾向尾侧，T_{10} 棘突中立位，T_{11} 棘突倾向头侧。确定 T_{10} 胸椎位置，用骨剪在 T_9 与 T_{10}、T_{10} 与 T_{11} 棘突及相应椎板之间分别做两个横行剪口，再在 T_{10} 胸椎两侧，横突与椎板连接处做纵行剪口，形成一个方形剪口界线，然后用咬骨钳咬住 T_{10} 胸椎棘突用力拉起即"揭盖"，去除 T_{10} 椎板，形成方形骨窗，修整骨窗边缘，充分暴露 T_{10} 对应的脊髓。用改良的 Allen 撞击器制备脊髓损伤动物模型，打击时，用拉钩拉开脊髓两侧软组织，牵拉固定，使脊柱稳定，不受呼吸运动影响，使 20g 重量的击打棍从 3cm 高度自由落体，致伤能量 60g·cm，撞击 T_{10} 骨窗对应的脊髓，造成急性脊髓损伤，击打脊髓后，击打棍不动，停留 3min 再移开。

撞击后脊髓组织水肿、出血，硬脊膜完整呈紫红色，紧张，膨隆，大鼠尾巴出现痉挛性摆动，双下肢躯体回缩样扑动，呈弛缓性瘫痪。常规分层缝合后回笼饲养，7d 内单独饲养，7d 后 5只合笼饲养。自然光照，定时定量给以软饲料喂养，饮水不加限制，饲养环境温度 20～23℃，湿度 50%～60%。术后开始每日腹腔注射青霉素 8 万 U/只，庆大霉素 0.2 万 U/只，预防术后感染，维持 7d。术后人工排尿，左手撑起小鼠腹部，右手触摸找到充盈的膀胱，然后按住膀胱底部，自上而下地轻柔挤压，逼尿排出。挤压膀胱后，及时清理会阴，使其保持干燥，并时常改变体位。如此人工排尿每日 2 次，直到动物自身排尿反射恢复。每 2～3d 更换一次垫料。

2. 切割或吸除型 SCI 模型

大鼠腹腔注射麻醉后俯卧位固定备皮，无菌操作下在胸背部棘突最高点为中心做长约 1cm 正中切口，逐层切开皮肤及皮下筋膜，紧贴棘突和椎板骨膜下剥离两侧竖脊肌，暴露 T_9～T_{11} 棘突和椎板。咬除 T_9～T_{10} 棘突，小心咬除 T_{10} 椎板并打开椎管，充分暴露硬膜囊背面及两侧，操作中尽量不碰到硬膜囊。横断组用小尖刀将脊髓在 T_{12} 节段完全横断，反复切割 3～4 次并抬起断端确定脊髓完全横断。纱布轻压断端止血，生理盐水冲洗，明胶海绵覆盖断端，缝合切口两侧肌肉填充椎板切除后缺损并逐层缝合筋膜及皮肤，制成脊髓完全横断伤模型。所有大鼠术后皮下补充生理盐水 2ml。

术后将大鼠放入温暖、洁净、备有食物和水的鼠笼。室温维持在 18～22℃，自由进食水。术后皮下注射头孢唑林针 0.1g/d，补液 2ml/d，共 3～5d。每日人工膀胱按摩排尿两次，持续 1～2周，直到大鼠自主排尿，同时观察尿液颜色和清亮度。每次挤尿前先被动活动大鼠双后肢 50 下，预防后肢静脉血栓和压疮形成。挤尿时，以手指触摸找到充盈的膀胱，轻柔按摩膀胱底部，自上而下挤压膀胱排尿。挤压时耐心轻柔，切忌粗暴用力。对术后膀胱感染的大鼠，给予氧氟沙星 0.01g/d 或头孢曲松钠 0.075g/d 皮下注射，连续 3~5d，至尿液清亮后再用 1d。

3. 牵拉型 SCI 模型

设备包括：①脊髓牵开器系模拟神经拉钩用直径 0.35mm 的不锈钢针特制，固定于滑动杆上并通过弹簧与微进推动器连接。②Hamilton 701A 型微进推动器，最大精确度 0.02mm，通过万向关节支架固定于立体定位仪上。③TOW–3 型立体定位仪。

戊巴比妥钠 30mg/kg 腹腔注射麻醉大鼠，腰背部脱毛定位，手术切开显露相应节段脊髓腰膨大。将大鼠牢固固定于立体定位仪上，行双侧椎板切除术显露脊髓的全宽。用牵开器由侧方牵拉脊髓，实现水平方向上的脊髓牵拉性损伤。此时的损伤外力主要是水平方向的压应力和剪切力，同时还有沿纵轴向上的拉应力。牵拉部位选择在 T_{13} 脊髓，此处脊髓宽度平均 3.78mm，且易于定位和显露。对照组仅行椎板切除术，不施以牵拉。实验组分别给以 20%、30% 和 40% 的比率牵拉（牵拉比率以牵拉距离占脊髓横径的百分比表示）。根据牵拉比率调节微进推动器至相应刻度。拉钩在弹性作用下瞬间牵拉脊髓至预定位置，持续 10min。牵拉结束后关闭切口，立即行数据采集。

4. 钳夹压迫型 SCI 模型

大鼠腹腔注射麻醉后，俯卧位固定于手术台上。常规消毒铺单，以 T_{10} 棘突为中心行后背正中切口，长约 3cm。逐层切开皮肤、皮下组织，剥离竖棘肌并向两侧牵开，显露 $T_9 \sim T_{11}$ 棘突及椎板，切断 $T_{10} \sim T_{11}$ 棘间韧带，并去除 T_{11} 部分棘突，用有齿镊夹持 T_{10} 棘突并稍向上提起，使 $T_{10} \sim T_{11}$ 关节突关节分离，小心咬除

T_{11}上关节突外侧缘部分骨质，使 T_{10} 下关节突下缘出现空隙，以此为突破口向上咬除 T_{10} 椎板，使 T_{10} 脊髓充分暴露，可见脊髓背侧正中有一粗大静脉。然后用动脉瘤夹夹持脊髓至其直径的1/2，时间30s。可见大鼠脊髓后正中的静脉变细，尾巴逐渐卷曲翘起，双后肢出现抽搐，随后双后肢及尾巴松弛瘫软。用生理盐水冲洗伤口，逐层缝合。术后每日观察双后肢及尾巴活动情况，并予以人工膀胱挤尿 2~3 次，双后肢被动屈伸活动及按摩 2~3 次，并保持毛发干燥。

5. 气囊压迫型 SCI 模型

大鼠麻醉成功后，俯卧位四肢固定于手术台上，胸背部去毛，消毒铺巾。胸背部正中切口，逐层分离并显露 T_{11} 棘突，用蚊式有齿血管钳咬除 T_{11} 棘突，电磨钻打磨两侧椎板至关节突，显露椎管和脊髓。将 2F 的 Fogarty 导管向近端进入椎管，位于 $T_8 \sim T_{10}$ 硬膜外，冲洗伤口，放置抗生素（注射用青霉素钠盐 1 万 U/kg），逐层缝合伤口并固定球囊导管。大鼠麻醉苏醒后，球囊充气扩张至直径达2mm，压迫脊髓相应时间，造成损伤。鼠尾痉挛性摆动，双后肢及躯体回缩扑动，双后肢瘫痪，脊髓损伤成功。假手术组，除不行球囊压迫脊髓外，余方法与上述相同。

6. 脊髓缺血损伤模型

采用左侧开胸结扎降主动脉建立大鼠缺血性脊髓损伤（ischemia spinal cord injury，ISCI）模型。将麻醉后大鼠置于仰卧位，固定于鼠板，将肛温感应器插入肛门内 3.5cm。在甲状软骨下方常规备皮、消毒后，于颈部正中纵行切开一长约1cm切口，正中分离胸骨舌骨肌后可见大鼠气管，以 16G 导管针行气管穿刺置管。以 3‑OPoly 线在穿刺处将气管与导管针导管固定。接动物呼吸机，（潮气量 9ml/kg，频率 70 次/分，吸呼比：1:1），观察双侧胸廓起伏是否对称（必要时听诊双肺呼吸音是否对称），以调整导管深度。再将大鼠置于右侧卧位，常规备皮、消毒后在左侧第 2、3 肋间顺肋间隙走行做一长约 4cm 横行切口。逐层分离皮下组织、背阔肌、胸深肌、前锯肌、肋间肌肉。暴露胸膜后，分离胸膜进入胸腔，以湿纱布覆盖肺组织，避免损伤。用眼睑撑开器撑开胸壁，脊柱上方分离脂肪组织后暴露降主动脉、左锁骨下动脉。分离降主动脉，在左锁骨下动脉与降主动脉交汇处下方约 1cm 处以无创血管夹夹闭降主动脉，一定时间后，松开血管夹复灌。用明胶海绵吸尽术野血，以 3 - 0Poly 线逐层关胸。大鼠自主呼吸恢复后 15min 拔管。假手术组大鼠暴露降主动脉但不钳夹。术后单笼喂养，每天定时对大鼠进行膀胱按摩、排尿，术后 3 天给予庆大霉素 0.2 万单位腹腔注射。观察各组大鼠术后后肢运动功能情况，记录大鼠存活天数。

7. 电解损毁型 SCI 模型

大鼠麻醉后在 T_{10} 胸椎水平行椎板切除术，暴露脊髓。将大鼠固定于立体定位仪上，定位仪上安装两个特制的钢夹，分别夹住 T_9、T_{11} 胸椎棘突，以固定脊髓。上旋钢夹少许，以减少呼吸运动的影响，同时注意保持脊髓处于水平位，并使其长轴与定位仪长轴平行。用 26 号针头在脊膜上挑一小洞，以便电极能无阻力地刺入脊髓。金属电极用直径约 0.3mm 的不锈钢针灸针制作，将针尖钳去，断端磨平，薄镀一层绝缘漆，用砂纸磨去尖端的绝缘漆，使尖端能够导电。将做好的电极固定于立体定位仪上，一端与电刺激仪输出端的阳极相连，作为损毁电极，阴极则直接夹在创口的肌肉上。调节立体定位仪旋钮，将损毁电极从脊髓中线右侧旁开 0.3mm 处，斜行 30° 刺入脊髓，深度为 0.86mm。电损毁组大鼠通以直流电，强度 1mA，持续 210s，通电完毕后抬起电极，创面撒少量青霉素粉，逐层缝合肌肉与皮肤。术后分笼饲养，每 2~3 天换一次垫料，不需人工排尿。假手术组大鼠插入电极后不通电，210s 后即抬起电极，余处理均同电损毁组。

8. 火器伤 SCI 模型

大鼠腹腔麻醉后备皮、定位 T_{12} ~ L_1 段脊椎，俯卧于一个由 3cm 厚木板制成的、高 6cm 双层架下，四肢固定，射钉枪发射管通过上架的厚木板加压后射击，致伤 T_{12} ~ L_1 段椎板及脊髓，脊髓损伤的标志为：鼠尾痉挛性摆动，双下肢及躯体回缩样扑动，双下肢呈弛缓性瘫痪。背、腹部创面止血、缝合。动物麻醉复苏后温室隔离喂养，每 2d 挤压或穿刺排尿一次，直至处死。

（二）行为学评价

由于功能恢复程度是评价任何治疗策略的最终衡量依据，因而目前认为行为学检测是一项重要的 SCI 模型评价措施，可以用来评价脊髓损伤后功能变化、功能自然恢复的程度以及干预治疗的效果。目前常用的脊髓损伤模型的行为学评价方法有：Tarlov 法、BBB 法、步态分析、网格爬行、平衡木行走、胸腰高度试验、斜板试验、肢体肌力试验、联合评分法。

1. Tarlov 法（Tarlov test）

1953 年 Tarlov 等首次描述开放场地试验，并应用于动物脊髓压迫损伤后的运动功能评价，内容有关节活动度，能否行走、跑步等。将脊髓损伤后后肢运动功能评价分为 0 ~ 4 级：0 级为后肢关节无自主性运动；1 级为后肢关节能轻微运动；2 级为后肢运动良好但不能站立；3 级为能站立但不能正常行走；4 级为完全恢复正常。其特点是对灵长类动物较为可靠，且与脊髓损伤程度、神经功能恢复及轴突残存数量等的相关性较好，但对啮齿类动物一致性较差。由于观察者存在主观随意性，在不同实验环境下重复性不高。

随后许多学者对 Tarlov 法进行了诸多改良，1989 年，Drummond 等提出了 5 点分级评分法：0 分为后肢无主动活动；1 分为后肢可见很小活动但不能负重；2 分为后肢活动频繁或有力，不能负重和步行；3 分为后肢可支持体重，能走 1~2 步，无正确步态；4 分为可负重和行走，仅有轻度障碍，明显无力；5 分为行走正常。观察时间为 4min，每只测 5 次取平均值。改良的 Tarlov 法虽然较为简单，但评分跨度大，容易呈跳跃性分布，较难判别啮齿类动物 SCI 程度上的差异，也难以揭示神经功能恢复的整个过程。因此，Tarlov 法仅作为啮齿类动物 SCI 程度的初步筛选，适合与其他行为学方法结合使用。

2. BBB 法

1995 年 Basso 等以 Tarlov 法的开放场地试验为基础提出一种新的神经运动功能评价方法（Basso – Beattie – Bresnahan test，简称 BBB 法），将大鼠后肢运动分为 22 个等级，全瘫为 0 分，完全正常为 21 分，两者之间根据功能分别定为 1~20 分，其基本内容为：关节活动的数目和范围，负重程度及前后肢协调性，前、后爪和尾部的活动情况。该法分级较细致，几乎包括了 SCI 后大鼠后肢恢复过程中所有行为学变化，且与脊髓损伤的程度高度相符。该法是目前许多研究者较为推崇的一种方法。主要是将动物置于环形封闭金属壳内，两个观察者对侧站立观察后肢运动功能变化，观察期为 5min，期间观察者依照评分标准进行评分。根据评分结果，可以把 SCI 分为瘫痪、早期恢复、中期恢复和最后恢复 4 个阶段。Basso 等认为该法专门用于评价大鼠 SCI 后后肢运动功能恢复情况，尤其是低位胸段脊髓挫伤后运动功能评价。其次，评分结果具有灵活性，可用于探讨运动功能恢复机制。由于记分呈渐进性排列，能够反映早期、中期及晚期的行为变化，揭示 SCI 恢复的全过程。BBB 法用于评价前后肢运动功能时，需要采用双盲、双人独立观察记录，这样评分结果更具有客观性。因评分细节较多，对于初学者不易掌握。BBB 法仅适用于轻、中度损伤，而对重型损伤的评判敏感性不高。

3. 步态分析（gait analysis）

de Medinaceli 等最早于 1982 年建立了脚印分析（foot - print analysis）方法，并将其应用于大鼠神经运动功能评估，后经 Metz 等进行诸多改良。该法是将试验动物爪子涂以不同颜色的墨汁，并让其在木杆上行走，以跨步距离、爪子负重以及爪子活动角度为指标进行分析，但由于动物跨步距离和爪子活动角度难以精确测量，可靠性较差。Catwalk 分析系统是继 BBB 法之后，学术界广为推崇的一种研究动物步态的自动评价体系。一般重大的原创性的实验治疗学研究，建议采用 Catwalk 步态分析法证实。该法能够提供大量不同运动功能的分析数据，包括着地时间、悬空时间、步长、左右脚间距、步序等。与 BBB 法相比，Catwalk 步态分析法克服了因动物快速运动而难以做出准确评估的缺陷，适合前、后肢协调性评价。其次，该法也大大减少了人为因素的影响，使得评价结果的可靠性大大提高。

跑台试验（treadmill test）是在 Catwalk 装置的基础上进行的又一次改进。主要是把透明跑道转换成一条可运转的跑步带，以便更有利于步态分析。该试验可用于动物肢体协调性及水平或倾斜步态力学分析，适合对小型啮齿类动物的研究；其次，步态参数与跑步带的速率呈相关性，便于进行不同阶段神经运动功能的评估。此法不再需要对试验动物前后肢涂墨汁，弥补了脚印分析的缺陷。因此，跑台试验被广泛应用于大脑感觉运动皮质损伤和 SCI 后的神经再生研究，其不足之处是需要购置昂贵的带高速摄像机的跑步机以及配套的数据采集分析软件。

4. 网格爬行（grid walking）

爬网格试验是检测动物脑或脊髓损伤后是否精确控制后爪放

置能力的一种评价方法，适用于猫、鼠等小型动物。根据网格放置角度不同，可分为水平网格试验和倾斜网格试验。该方法是将试验动物置于水平或倾斜的网格上（两杆之间距离 2.5cm），以训练动物在网格上方寻找食物与水，记录在此过程中大鼠后爪失足落空次数，发出脚步声次数以及通过这段距离的时间等行为学数据。缺点是网格线太细，对后肢失足不易评价。要求训练者把握评价的每个细节，以便准确判别损伤与非损伤行为学变化。人为因素影响较大，耗时耗力，并且费用高。动物行走速度过快时不易观察。

5. 平衡木行走（beam walking）

平衡木行走可分为阶梯平衡木（ladder beam test）和狭窄平衡木（narrow beam test）两种试验。前者用来评价动物控制前后爪的放置能力，方法是将动物置于阶梯平衡杠杆上，记录前后肢滑落杠杆的次数，由 DV 视频采集数据。最为关键的是，水平阶梯平衡木行走试验能辨别在开放场地试验中脚步频率相等的小鼠。该法的特点是受试对象训练时间短，参数评估准确，试验过程便于重复观察。其次，有利于辨别小鼠 BBB 评分中第 5~7 点和大鼠 BBB 评分中第 9~13 点的行为变化。但与 BBB 法不同的是，该法主要评价感觉运动皮层损伤或 SCI，尤其是高位颈部 SCI 引起的前后肢功能障碍。另外，该法可对某些区域功能恢复能力加以辨别，如负重行走。根据试验要求，通常将平衡木分为 3 种规格：1.2cm、2.3cm 矩形平衡木和 2.5cm 直径的圆柱形平衡木。

6. 胸腰高度试验（thoracolumbar height test）

胸腰高度试验是通过监控设备观察大鼠通过透明跑道走廊时胸腰椎高度，借此分析大鼠后肢是部分负重还是全部负重。缺点是不适用于轻型或极重型 SCI 模型的行为学评估，只能作为行为学评价的一种辅助手段。

7. 斜板试验（inclined plane test）

斜板试验装置主要由 2 个直角夹板构成，通过铰链将夹板相互连接。斜板侧面设有角度板，便于调整角度。方法是将实验动物置于一斜板上，通过调整斜板角度获取动物 SCI 后在斜板上维持 5s 的最大角度值。斜板试验的设备制作简单，方法简便，重复性好，无创伤性，且与 SCI 程度相关性高，比较适用于轻中度 SCI 模型。为使该法更具可靠性，通常把整个实验过程分为预实验和正式实验两个阶段。预实验的目的是使试验动物适应环境，避免在正式实验中出现恐惧神态而影响评估结果。斜板试验缺点是难以揭示大鼠神经功能的细微改变，如爪的位置、尾的下垂或上翘，从而影响运动功能的整体评价。

8. 肢体肌力试验（limb muscle strength test）

肢体肌力试验根据实验装置的不同，可分为肢体悬挂试验（limb hanging test）和肢体握力试验（limb grip strength test）。前者可用于前后肢功能的评价，尤其是颈段 SCI 后前肢肌肉功能评估。Diener 等建立的肢体悬挂试验，其装置由长 15cm、直径 2mm 的木棒构成。试验时将动物前爪轻放于一悬挂木棒上，通过检测动物紧握木棒的能力及时间来评价肢体肌力。与 Tarlov 法相比较，对于中度至重度损伤的动物模型，其评价结果准确性更高。缺点是对轻度或极重度损伤敏感性低，须与其他行为学方法结合使用。肢体握力试验的方法是通过试验动物紧握连有握力表的套圈，以握力表中读数衡量动物运动肌力恢复情况。Anderson 等指出肢体握力试验具有方便、可定量分析的特点，适用于颈段 SCI 模型的前肢运动功能评价，但不适用于重度损伤模型。

9. 联合评分法（combined behavioral score）

Gale 等在 Tarlov 法与斜板法相结合的基础上增加感觉、反射等一些指标建立了联合评分法（CBS），内容包括后肢运动、斜板试验、伸趾、回缩反应、热板试验和游泳等 7 项。各项数值代表 SCI 后神经功能丧失的百分比。CBS 法能较为准确地综合评定 SCI 大鼠运动、感觉等多方面神经功能。缺点是所需设备较复杂、人为因素较多而不利于推广。

（三）电生理评价

在脊髓损伤的研究中，电生理检查是比较可靠且客观的检查方法，对提高脊髓损伤的伤情判断、脊髓残存功能评价、手术监测、治疗评定及预后预测具有重要的、必不可少的价值。

1. 体感诱发电位（SEP）

采用诱发电位仪检测脊髓损伤大鼠模型神经电生理参数。浅度麻醉后暴露颅顶骨，选择在大脑皮质感觉区分别安置测量电极共 3 对（一对刺激电极片置于大鼠后肢类似胫神经附近皮下，一对记录电极片置于头部感觉皮层区域皮下，另一对参考电片极置于耳廓表面）进行电刺激，刺激参数设置为频率 4Hz，波宽 0.2ms，强度 10～40mV，计算机叠加 60 次左右后平均。记录平均皮层电位、波形，并将数据做定量评估（后肢胫神经 SEP 传导通路）。记录伤前、伤后 SEP 波形曲线，计算双下肢最大波幅和潜伏期参数。

SEP 检测结果显示 SCI 早期脊髓损伤轻时，部分神经元和轴索尚保留功能时，SEP 往往表现为波幅下降和潜伏期增长，潜伏期的改变比幅值变化明显。波幅降低超过 50% 提示有病理性损害。如潜伏期延长超过 5%～10% 提示有病理性损害。如果脊髓出现离断性损伤或严重压迫性损伤时，SEP 波会完全缺如。SEP 有助于判断脊髓损伤的预后。

2. 运动诱发电位（MEP）

采用 BL－420E 生物功能实验系统检测。麻醉动物后，于背正中部做直切口，咬掉 $T_8 \sim T_{10}$ 背侧椎板，在暴露的硬脊膜外进行刺激，刺激电极为自制的一对针状电极，阴极与阳极间距约0.3cm，阴极在 T_8 水平，阳极在 T_9 水平。在股二头肌上记录肌肉动作电位，记录电极正负极间距约0.5cm，于尾部皮下刺入另一根银针电极接地。刺激方式为单次直流电脉冲刺激，刺激强度5mA，波宽0.05ms，延时5ms。硬件参数设置为：增益200倍，时间常数0.01s，滤波10kHz，扫描速度2.50ms/div。

MEP 结果显示 SCI 可造成 MEP 潜伏期延长，波幅值减小，而且潜伏期的改变较幅值改变明显。大鼠脊髓打击后动作诱发电位波幅随着时间的迁移而逐渐增大，潜伏期随着时间的迁移而逐渐缩短，但是均未恢复到损伤前的水平。MEP 早期出现是脊髓损伤预后良好的指标，早期消失或急性期后仍未出现反应者，则预后不佳。

（四）影像学评价

1. X 线平片

X 线平片上早期可观察到损伤脊髓部位的椎板破坏及缺失，并能确定脊髓损伤的解剖学定位。椎间隙狭窄、脊柱生理弯曲变化等改变一般在脊髓损伤后 4 ~ 6 周才能清楚地显现出来，而骨质硬化、骨质融合则要在 3 ~ 6 个月后方能出现。由于投照方向、成像原理及动物体积小的限制，某些部位、方向的摄片常不理想，与椎板垂直及椎体冠状位亦常显示椎体形状不够清楚。X 线平片可以诊断椎体损伤部位及损伤缺如的情况，但诊断脊髓损伤则不足取。

2. CT 影像

CT 扫描诊断脊柱损伤椎板破坏及椎体骨折方面优于 X 线片，能较为准确地确定脊椎缺失损伤的位置，可清晰准确显示椎体后缘、游离骨折片或椎间盘凸入椎管的程度。同时 CT 可以判断脊髓血肿的部位，CT 平扫可见紧贴椎管壁的局限性或包围整个硬膜囊的高密度影，此为边界清楚的硬膜内脊髓外血肿。对于脊髓内的血肿及损伤，CT 平扫脊髓内表现外形及境界均是模糊的高密度区。CT 扫描的不足之处是不能直接显示韧带、椎间盘等结缔组织的损伤，脊髓内影像清晰度较差。

3. MRI 影像

MRI 具有组织分辨力高及多方位成像的优点，对病变组织形态学及生化环境的改变极为敏感。MRI 能较清晰地显示损伤区脊髓结构紊乱：损伤处信号异常区呈弥散状边界不清；T1WI 表现为稍低信号；T2WI 为斑点状稍高信号影；损伤中心区域有小范围的低信号，界限不明显；硬膜背侧见有高信号影，为局部渗出积液。

（五）病理组织学评价

1. 光镜检查

（1）标本制备

对大鼠施行腹腔注射麻醉，仰卧位，胸壁正中切口，打开胸腔、心包腔，暴露心脏，辨认左、右心房，左、右心耳，左、右心室，将粗针头（针头尖部已去除）行左心室穿刺，随即插入升主动脉中，剪刀在右心耳上开一小口。经针头缓慢注入生理盐水 200～250ml，血液顺右心耳的缺口流出，待右心耳流出液已清亮后，针头缓慢注入 10% 中性福尔马林 300～400ml，直到大鼠肢体僵硬，表示标本已固定良好。完整取出损伤节段脊髓标本，肉眼观察标本的外形，切取受压中心部位长约 0.5cm，置入 10% 中性福尔马林溶液中继续固定。进一步制备石蜡切片，并进行 HE 染色。

（2）光镜下结果

随着压迫时间的延长，压迫段脊髓可产生相应的病理变化。早期脊髓内可见压迫区域血管周围炎性改变，以白质灰质交界区域最为明显；逐渐白质疏松，出现不规则的片状脱髓鞘区，脊髓内出现均匀一致的坏死组织，灰质神经细胞减少、萎缩、尼氏体消失。灰质神经细胞和神经胶质细胞周围间隙扩大，脊髓断面不完整，高倍镜下可见胶质细胞增生、分化，凋亡现象明显，可见一些凋亡小体的出现。

2. 电镜检查

（1）标本制备：对大鼠施行腹腔注射麻醉，快速新鲜取材伤段脊髓，切割成 6~8 块 1mm³ 组织块，置于电镜固定液中。置于电镜固定液中的组织块经 1% 四氧化锇后固定，乙醇逐级脱水，Epon812 环氧树脂包埋。超薄切片机切片，厚度为 50~70nm，经醋酸铀和柠檬酸铅双重染色后，透射电镜观察。

（2）电镜下结果：电镜下可见严重的水肿、出血和细胞坏死，内含少量崩解的细胞器。出现严重的髓鞘变形、扭曲、出芽；髓鞘板层分离，有囊性间隙形成；由于神经轴突的明显水肿和坏死，轴索细胞器消失被坏死物质及泡状结构和云絮状物质替代，形成仅存在变性的髓鞘的中空状神经轴（hollow - axon）或多数具有不规则溶解区的轴，邻近可见出血及散落各处的细胞器、活化溶酶体、泡状结构和蛋白质颗粒。电镜下可见特征性创伤细胞，其特点为出现在脊髓白质损伤区的水肿液中的一种少突胶质细胞，细胞大部分胞膜受损剥脱，部分剥脱连同胞浆一并脱落形成的半个裸核、半个带胞浆的特征性细胞，裸核侧受损严重，但核及胞浆细胞器大部分保存完好，显示该种细胞的损伤具有一定的方向性，应该是应力集中于细胞某个局部造成，特命名为创伤细胞（traumatic cell），亦可称为创伤性剪断细胞（traumatic sheared cell）或创伤性截肢细胞（traumatic amputated cell）。

（张鸿，李春瑶，中国医科大学附属盛京医院）

第三节　小鼠脊髓损伤模型

（一）制作方法

1. 压迫型 SCI 模型

（1）实验动物：本实验选用成年昆明白小鼠（KM 品系），雌雄不限，7~8 周龄，体重 30g 左右。让动物自由摄食、饮水，饲养室温度保持 25℃左右，自然光照，适应 3d 后进行实验。

（2）方法：采用 Nystrom 法制作 SCI 模型。用 4mg/kg 体重腹腔内注射 5% 水合氯醛麻醉后，将小鼠俯卧位固定于实验台上，无菌操作，活力碘消毒。选定 T_8 为正中切口，切开皮肤及皮下组织，显露出 T_7 ~ T_9 之间的棘突及椎板并除之，暴露硬脊膜。用自制的 30g 重物压迫神经，以双下肢猛烈收缩作为有效性依据，压迫面积 0.1×2cm，压迫 5min 以造成小鼠脊髓中度损伤，即不完全截瘫。将伤口冲洗后用丝线缝合，无菌敷料覆盖。对照组只进行椎板切除，不损伤脊髓，即行切口关闭缝合。每天 3 次对截瘫动物的膀胱区人工按压排尿，并防止并发症。观察记录各组小鼠双下肢的肌张力、反射、大小便及一般状态。

（3）术后护理：防治泌尿感染等并发症，降低死亡率，术后护理至关重要，有效解除尿潴留是提高术后成活率的关键。挤尿时以手指触摸找到充盈的膀胱，然后按住膀胱底，自上而下挤压，逼尿排出。挤压时耐心轻柔，切忌粗暴用力，雄鼠死亡率较高。

2. 切割型 SCI 模型

（1）实验动物：8 周龄，C57/BL6J 小鼠，无性别选择，体重平均 30g。

（2）方法：用速眠新麻醉剂（0.02ml/20g）腹腔内注射麻醉小鼠，俯卧位固定于解剖显微镜台板上，胸背部剃毛备皮，常规消毒，按肋骨确定椎体序列，以 T_{12} 为标志，取后正中切口长约 1cm 逐层切开，分离肌肉，暴露椎骨，咬除 $T_{12} \sim L_1$ 棘突及相应椎板，在 $T_{12} \sim L_1$ 椎骨平面打开椎管，充分暴露脊髓背面及两侧，用纤维剪刀将脊髓右侧剪断，将分离的肌肉缝合封闭椎管缺损，缝合皮肤，制成脊髓损伤模型。假手术组在咬除 $T_{12} \sim L_1$ 棘突及相应椎板，暴露 $T_{12} \sim L_1$ 脊髓段后，对其不做任何处理，直接逐层缝合切口。每天将动物的膀胱人工排空两次，直到动物自身排尿反射恢复。

3. 撞击型 SCI 模型

（1）实验动物：成年昆明小鼠，体重 18 ~ 23g，雌雄不分。实验前 12h 禁食，可自由饮水。实验组按 SCI 程度分为 A 组（2g×2.5cm），B 组（3g×2.5cm），C 组（3g×5cm）。

（2）方法：将实验动物用 10% 水合氯醛 5ml/kg 腹腔麻醉后置于俯卧位，以胸椎弯曲最大处为中心，用剪刀剪去该区毛发。常规消毒，剪开皮肤，显露颈后脂肪垫，于后缘逐层切开，分离肌肉，暴露脊突。根据 T_9 棘突斜向尾侧，T_{11} 斜向头侧，T_{10} 中立稍斜向后，确定 T_9、T_{10} 椎体位置。咬去 T_9、T_{10} 棘突及相应椎板，充分暴露脊髓背面及两侧。实验组采用 Impactor Model - Ⅱ 改良 Allen 打击设备，分别以 2g×2.5cm，3g×2.5cm，3g×5cm 力撞击杆面积为 1.0mm × 1.4mm 的打击棒，致伤脊髓，打击完毕后，无菌缝合伤口。假手术组除不损伤脊髓外，其余同实验组。术后常规人工排尿 2 ~ 3 次/d，直至恢复自主膀胱。

（二）行为学评价

1. 旷场（open field）实验 BMS 评分方法

BMS（Basso Mouse Scale）法是 Basso 等在 BBB 法的基础上，通过观察五个种系的小鼠 SCI 后恢复过程中的行为学表现所总结出的旷场评分方法。BMS 是根据 4 分钟内小鼠在旷场内的运动来进行评分的，包括主评分与副评分，观察指标较多，尤其是主评分，看似繁杂，但是熟悉后会发现评分过程是非常有条理的，难点在于对一些指标的判断。

BMS 法去除了一些不适用于小鼠的观察项目，增添了适合小鼠的项目。BMS 观察指标多，可较为全面地评价 SCI 后的小鼠情况，是一种常用的评分方法，但是由于其设计上的特点导致了对某些指标的敏感性不强。

2. 单帧运动分析（single‑frame motion analysis）

单帧运动分析是借助录像设备，将小鼠的某些动作记录后缓慢回放，选取其中某一动作或姿势的图像进行测量与分析，此方法是根据小鼠股神经损伤后的运动功能分析改良而成的。主要包括：行走足角度（foot‑stepping angle）、臀高指数（rump‑height index）及后肢伸屈率（extension‑flexion ratio）。

行走足角度是指小鼠行走过程中直立时后肢脚背所在平面与水平面的角度，测量的最后结果取左、右肢角度的平均值。正常小鼠此角度小于 20°；当脊髓受到严重损伤后，运动功能受限，小鼠表现为脚背着地，此角度可增加到大于 150°。评估时，对小鼠的行走进行左侧和右侧的录像，然后选出符合的（最小角度）姿势定格照片，然后进行测量。

臀高度指数是指小鼠在行走过程中臀部的相对高度，计算方法是：让小鼠行走在木板上，在测量尾巴基部的背侧面与木板表面的垂直距离（a）后再与同一垂线下测量的木板的厚度（b）求比值（a/b）。臀高指数反映了后肢负重能力，脊髓损伤越重，负重能力越差，臀高指数越小。

后肢伸屈率（extension－flexion ratio）：脊髓受损后，后肢运动功能受限，伸肌和屈肌的力量都会不同程度的减低。此方法系用手提起小鼠尾部，并将一铅笔放于小鼠前方，只让其前爪抓住铅笔，此时小鼠的后肢为向前抓住铅笔而做连续的屈伸运动，左、右侧同时用录像机记录小鼠动作，然后分别测量左右后肢（爪末端最远处与身体固定点的距离，一般定为与尾巴基部）的最长与最短长度（即伸与屈时的长度），伸时长度与屈时长度分别取左、右肢的平均值，然后二者求比值作为最后评估结果。此方法是在无负重条件下评判小鼠后肢的活动范围，比值越大表明活动范围越大，损伤的脊髓恢复得越好。

3. 爬梯实验（ladder－climbing test）

爬梯实验主要是针对可以负重行走的小鼠所设计的 SCI 后行为评估方法，此方法是让小鼠行走在横档间隔一定的梯子上，同时从梯子下方进行跟踪拍摄，事后观察小鼠行走时后爪落下后与梯子横档接触的方式并记录每种方式的次数，从而算出评分。爬梯实验可分为水平梯和倾斜梯。爬梯实验虽然主要是针对后肢有负重能力的小鼠，但是它可以弥补其他方法的不足，让评估更加准确。

4. 斜面实验（inclined plane）

即将小鼠放于橡胶平板上，然后逐渐抬高平板的一侧，记录小鼠能保持 5s 稳定性的最大角度，此方法改良于 Rivlin 等为大鼠设计的斜面实验，为了适应小鼠的形体特点，所用橡胶板上的横沟要更细、更浅、相距更近。斜面实验可以评估小鼠后肢的力量，从而反映脊髓损伤后的恢复情况。

5. 恢复指数（recovery indices, RI）

恢复指数是针对任何评分参数所进行的一种计算，RI 是计算小鼠术后恢复的功能占手术使小鼠丧失的功能的百分比，此方法因为是小鼠自身两个数值的比值，可以抵消品系、体重等干扰因素，克服了使用其他方法时由于不同实验室所采用小鼠品系不同而不能进行比较的缺点。

（三）电生理评价

动物麻醉后固定在立体定位仪上，头部、左股部剪毛。切开头皮暴露颅骨，在冠状缝下 1mm、矢状缝右旁开 1mm 处，用牙科钻钻一直径 2mm 小孔，暴露硬脑膜，将银球刺激电极固定在定位仪上，缓慢推进贴至硬脑膜。切开左股部皮肤，分离出坐骨神经，将双银丝记录电极挂在坐骨神经上。参考电极置头皮下，动物接地。应用诱发电位仪，刺激频率 4Hz，波宽 0.2ms，强度 3mA，信号经前置放大器放大 10 万倍，计算机叠加 256 次。各组分别在术后即刻、6h、12h、24h、72h、1 周、2 周、4 周、8 周进行运动诱发电位（MEP）检测。脊髓损伤后 MEP 潜伏期表现为不同程度的延长。

（四）病理组织学评价

1. 标本制备

对小鼠施行腹腔注射麻醉，仰卧位，胸壁正中切口，打开胸腔、心包腔，暴露心脏，辨认左、右心房，左、右心耳，左、右心室，将粗针头（针头尖部已去除）行左心室穿刺，随即插入升主动脉中，剪刀在右心耳上开一小口。经针头缓慢注入生理盐水，血液顺右心耳的缺口流出，待右心耳流出液已清亮后，针头缓慢注入 10% 中性福尔马林 100ml，直到大鼠肢体僵硬，表示标本已固定良好。完整取出损伤节段脊髓标本，肉眼观察标本的外形，切取受压中心部位长约 0.5cm，置入 10% 中性福尔马林溶液中继续固定。进一步制备石蜡切片，并进行 HE 染色。置于光镜下观察脊髓损伤区及临近部位组织结构。

2. 光镜下结果

光镜下发现 4 ~ 8h 开始小鼠的脊髓损伤段结构开始遭到破坏，灰质内出现大片的出血灶，较多的神经元死亡，前角部分神经元尚存，其中部分神经元可见核固缩。3d 脊髓破坏更加严重，出血范围扩大，损伤中心坏死，灰质中仅存少量神经元，白质中可见肿胀轴突和大量空泡。7d 损伤范围与 3d 相比未明显扩大，白质区仍存在部分正常结构，脊髓内形成囊腔及空洞。

（张鸿，李春瑶，中国医科大学附属盛京医院）

第四节 兔脊髓损伤模型

（一）制作方法

1. 撞击型 SCI 模型

（1）实验动物：实验用日本大耳兔，体质量 2.0 ~ 2.8kg，雌雄不拘。将实验用兔随机分为 4 组。A 组为对照组，仅打开椎板暴露脊髓，无脊髓损伤；根据脊髓损伤程度，脊髓损伤组分为轻度损伤、中度损伤、重度损伤。

（2）方法：将实验用兔使用 3% 戊巴比妥钠耳缘静脉麻醉（1ml/kg）。以肋骨确定 T_{12} 棘突，打开 T_{12} 椎板暴露脊髓，手术过程注意不损伤脊髓。模型的制作采用数控脊髓打击器，设定打击锤重量为 10g，设定不同的打击高度造成不同程度的脊髓损伤。

打击高度分别为 2、4、6 cm，造成轻、中、重三种程度的脊髓损伤。实验操作完毕后，缝合切口。青霉素 40 万单位肌内注射预防感染。清醒后注意保温，协助排尿。

2. 牵张性脊髓损伤模型

（1）实验动物：选用 4～5 月龄健康大白兔，体重 1.8～2.8kg，雌雄不限。随机分成 4 组：对照组（A 组）、脊柱撑开致 SCEP P_1 波幅下降 30% 持续 10min 组（B 组）、SCEP P_1 波幅下降 50% 持续 5min 组（C 组）及 SCEP P_1 波幅下降 50% 持续 10min 组（D 组）。

（2）方法：1.5% 戊巴比妥钠（30～45）mg/kg 体重耳缘静脉缓慢推入麻醉。暴露 T_{12}、L_1 椎体整个附件及椎体两侧，用自制撑开器的两对夹臂分别固定 T_{12}、L_5 椎体。放置撑开器后 20min，旋转中央螺杆，每次撑开 2.5mm，30s 内完成，间隔 5min，直至 SCEP 下降至规定的幅度并持续一定时间后迅速取掉撑开器。A 组撑开器安放时间为 10min，但不撑开。实验组在撑开器放置前和放置后 10min、每次撑开后 5min、撑开到位后 5min 以及撑开器取下后 10min、30min、60min、24h、48h 等不同时间分别记录 SCEP。每组随机取 2 只动物术后监测 SCEP 及运动功能的恢复情况，最长时间 7d。

3. 缺血再灌注脊髓损伤模型

（1）实验动物：成年雄性新西兰大白兔 30 只，重量 2～2.5kg，随机分成 5 组：阻断腹主动脉 10min、20min、30min、40min 及假手术（SHAM）组。SHAM 组兔仅仅暴露腹主动脉而不阻断。

（2）方法：动物术前禁食过夜，自由饮水．用乙醚麻醉诱导后，静脉注入 2g/L 戊巴比妥钠 30mg/kg 维持麻醉，面罩吸纯氧 1L/min，经左侧耳缘静脉置一静脉留置针，用于术中注药、输

液。取右侧耳动脉置一动脉留置针，用于监测术中近端动脉压及
采集血样，为采集血样方便将套管针至于耳动脉近心端，取一侧
股动脉置一动脉留置针，为尽量避免对后肢肌肉的损伤采用股动
脉远端置管，用于监测术中远端动脉压。动物仰卧位，取腹正中
切口，暴露腹主动脉，经耳缘静脉给予150U/kg肝素后，在左肾
动脉起点以下0.5～1.0cm处用动脉夹阻断腹主动脉，造成兔脊
髓缺血。阻断腹主动脉后，远端动脉压立刻下降，缺血完成后移
去动脉夹开放腹主动脉，恢复血流，探查无出血后关闭腹腔。术
毕，肌内注射庆大霉素40000U，动物被放回原笼，观察48h，术
中持续监测近端动脉压、远端动脉压及心率，用烤灯维持动物直
肠温度37.5～38.5℃，分别于缺血前10min、缺血后10min和再
灌注10min经兔耳动脉采血监测血气和血糖。

4. 球囊压迫型 SCI 模型

（1）实验动物：8～12周龄的新西兰大耳白兔32只，体重
2.0～2.5kg，选健康、无神经功能障碍者作为实验对象。首先对
兔颈椎标本进行解剖测量，获得兔颈6椎管、颈髓的矢状径，计
算颈髓在椎管内的矢状径缓冲空间。以此数据判断椎管狭窄率和
脊髓压迫率。选用球囊直径为1.0、2.0和3.0mm的导管，非加
压充气时导管直径为0.5mm。

（2）方法：将实验动物分为对照组、轻度压迫组、中度压迫
组和重度压迫组。对照组仅置入导管；轻度压迫组、中度压迫组
和重度压迫组为实验组，根据球囊型号，轻度压迫组置入球囊直
径为1.0mm的导管；中度压迫组置入球囊直径为2.0mm的导管；
重度压迫组置入球囊直径为3.0mm的导管。采用3%戊巴比妥钠
按1ml/kg体重耳缘静脉麻醉白兔。以 C_7 棘突为中心暴露 C_7/T_1
椎板间隙，按照分组导入不同规格的导管。缓慢进入至 C_6 ～ C_7
平面，轻度压迫组、中度压迫组和重度压迫组导管注入泛影普胺

造影剂，压力为5kPa，压迫时间为30min，造成轻、中、重三种程度的脊髓压迫损伤。

（二）行为学评价

1. 后肢运动功能

参照Jacobs等方法对各组家兔后肢运动功能进行评级，具体标准如下：0级，全瘫（针刺无反应）；1级，严重瘫痪，最小的功能性运动（肌肉搐动）；2级，能进行功能性运动（受累肢体可负重），但不能齐足跳动；3级，能齐足跳动，但有共济失调和轻瘫（跛行）；4级，齐足跳动，轻度共济失调和（或）轻瘫（奔跑但不够灵活）；5级，正常。据此以0~3级为截瘫标准，计算出各组家兔的截瘫率。

2. 感觉运动功能综合评分

根据Reuter等方法对各组家兔脊髓感觉、运动、反射功能进行评分。Reuter评分能对动物的感觉、运动、反射、肌张力、后肢运动等功能进行综合评估，分值越高提示功能受损越明显。

（三）电生理评价

1. 体感诱发电位

体感诱发电位（somatosensory evoked potentials，SEP），是将针式刺激电极插入兔左后肢跟腱内后方，针式记录电极安放于颅顶两耳之间，参考电极安放于额部皮下，前肢接地，以电压脉冲方式刺激胫后神经，波宽0.2ms，频率2Hz，强度0.5~1mA，强度以后肢明显抖动为准，分析时间为20ms，平均100~200次。随着脊髓压迫时间的延长，SEP潜伏期逐步延长，波幅逐步减小。

2. 经颅磁刺激运动诱发电位

经颅磁刺激运动诱发电位（transcranial magnetic stimulation

motor evoked pontentials，TMS－MEP），是刺激电极用直径90mm的圆形扁线圈，峰磁感应强度2T，B面向上，电流方向为顺时针，强度以占刺激器最大输出量的百分比计算。有效的刺激部位为动物脑的运动皮质，操作时线圈置于动物头顶，与颅骨相切，线圈圆点位于动物颅顶中线偏左。根据动物对刺激的反应调整线圈位置以达最佳效果。记录电极为针式电极，置于腓肠肌肌腹中部，右侧后肢腓肠肌记录复合肌肉动作电位，参考电极位于其下方的跟腱附近。分析时间一般为40ms，与刺激同步记录，不做平均处理。增益一般为（20μV～10mV）/div。妥善接地排除干扰，滤波带通2～3000Hz。手动开关予以刺激。随着脊髓压迫时间的延长，MEP潜伏期逐步延长，波幅逐步减小。

（四）影像学评价

脊髓损伤后24h、72h、7天分别对各组家兔行MRI扫描。矢状面：24小时可见创区脊髓结构紊乱，信号略低，头侧可见中央管线状信号增高；72小时可见不规则高信号环绕中心低信号；7天可见高低信号分界更趋明显。横断面：24小时可见结构紊乱，信号混杂；72小时可见脊髓实质信号增高明显；7天可见脊髓实质片状高信号影。

（五）病理组织学评价

1. 光镜检查

（1）标本制备：对家兔施行腹腔注射麻醉，仰卧位，胸壁正中切口，打开胸腔、将粗针头（针头尖部已去除）行左心室穿刺，随即插入升主动脉中，剪刀在右心耳上开一小口。经针头缓慢注入生理盐水200～250ml，血液顺右心耳的缺口流出，待右心耳流出液已清亮后，针头缓慢注入10%中性福尔马林300～

400ml，直到家兔肢体僵硬。完整取出损伤节段脊髓标本，切取受压中心部位长约 1.0cm 组织，置入 10% 中性福尔马林溶液中继续固定。进一步制备石蜡切片，并进行 HE 染色。

（2）光镜下结果：急性脊髓损伤后的主要病理变化表现为伤后 2h 蛛网膜下隙出血、水肿。伤后 6h 部分神经元出现坏死，大部分神经元呈缺血性改变，表现为体积缩小、细胞间隙水肿，白质表现为髓鞘水肿。1 周时此现象仍较明显。1 周后伤部脊髓病理变化进行性好转，6 周时脊髓外观形态基本正常。

2. 电镜检查

（1）标本制备：对家兔施行腹腔注射麻醉，快速新鲜取材伤段脊髓，切割成 6～8 块 1mm 大小组织块，置于电镜固定液中。置于电镜固定液中的组织块经 1% 四氧化锇后固定，乙醇逐级脱水，Epon812 环氧树脂包埋。超薄切片机切片，厚度为 50～70nm，经醋酸铀和柠檬酸铅双重染色后，透射电镜观察。

（2）电镜下结果：脊髓损伤后在伤后 2h 至 1 周的时间内，其病理改变以神经元的退行性变及神经纤维的变性坏死为突出特征。首先见神经元内粗面内质网扩张、染色质边集及核碎裂等变化。6h 神经元内线粒体嵴可见断裂、空化，有髓神经纤维髓鞘断裂分层。1 周后伤部脊髓水肿及结构破坏有所减轻，6 周时残存神经元结构基本正常。

（张鸿，李春瑶，中国医科大学附属盛京医院）

第五节　非人灵长类动物脊髓损伤模型

（一）制作方法

1. 实验动物

脊髓损伤的实验研究，最理想的实验动物是灵长类动物（如猿、猩猩、猴等），但灵长类动物价格昂贵，应用受到各种限制。恒河猴在形态结构、生理功能和生化代谢方面与人类非常相似。应用恒河猴进行实验研究的结果，很容易外推于人类，为人类临床SCI治疗奠定基础。多选择健康的成年恒河猴，雌雄不限，年龄2~3岁，身长1.0~1.15m，排除神经系统及脊柱病变。

2. 常用的脊髓损伤动物模型

（1）脊髓半横断损伤（hSCI）动物模型（以左侧为例）：为防止麻醉过程中出现严重的呼吸道反应，术前禁饮禁食12h。采用氯胺酮（10~15mg/kg）与地西泮（0.5~1.5mg/kg）肌内注射麻醉动物。待其麻醉后，将其俯卧位固定于手术台，定位颈椎或胸椎的某一平面，常规备皮，消毒铺巾，行后正中切口长约5cm，逐层切开背部皮肤、皮下组织、胸背筋膜，切开椎旁肌棘突附着处，于椎板骨膜下剥离椎旁肌至关节突部，干纱布填塞止血。牵开椎旁肌，清理椎板及棘突旁残余的软组织，切开棘上韧带及棘间韧带，剪除棘突及切开黄韧带，咬开椎板，暴露脊髓。切开硬脊膜及蛛网膜，术中可见脑脊液流出及脊髓正常搏动，以脊髓后正中血管为标志，使用锋利尖刀片自脊髓后正中裂迅速轻划至脊髓左侧，划开软脊膜及部分脊髓组织，注意保护后正中动脉，用明胶海绵充分止血。左后肢呈现软瘫，刺激无反应后，清除淤血，分层缝合。术后给予青霉素防治感染，随时严密观察，记录动物精神状态、饮食、排尿排便，有无肢体水肿压伤，有无泌尿系统的分泌物等情况，以便及时处理。假手术组仅打开椎管，切开硬脊膜后不行脊髓半横断手术，随后逐层关闭切口。

（2）改良 Allen 法急性脊髓损伤模型：盐酸氯胺酮注射液与地西泮注射液复合麻醉，肌内注射，俯卧位，常规消毒铺巾，手术切除腰椎棘突及椎板，修剪椎板，充分暴露脊髓硬膜，安装脊髓致伤器，玻璃套管下端呈圆弧形，与脊髓表面吻合良好，用一定重量的金属棒，从预定高度沿玻璃套管自由落下，金属棒做自由落体运动时与套管间无摩擦，造成脊髓分级损伤，致伤能量以势能（g·cm）表示，术后进行抗感染治疗。脊髓休克期间（持续约 1 周）给予人工排尿、排便，2 次 /d。1 周后猴子双下肢无明显恢复为模型制作成功。

（二）行为学评价

多采用改良 Tarlov 评分法，评分标准：1 分：完全瘫痪，针刺时肢体无反应，或有反应，但肢体不能活动；2 分：肢体可有关节活动，但不能抓捏和站立，或站立不稳（<5 秒）；3 分：可抓捏或站立，但无法握住物品或行走；4 分：可抓捏物品或行走数步，但不稳定；5 分：抓捏物品，能缓慢行走，但不灵活，存在一定缺陷；6 分：正常抓捏和行走。

左侧脊髓半横断损伤（hSCI）动物伤后 24 h，如损伤部位为颈段，则左侧肢体瘫痪，肌张力下降，表现为弛缓性瘫（如损伤部位为胸段，则仅累及后肢）；伤后 14 d，左侧肢体肌容积减少，肌张力有所增高，表现为左侧肢体痉挛性瘫，肢体屈曲、内收，髋及膝关节屈曲，各趾跖屈；伤后 1~3 个月，左肢体肌力开始逐渐恢复；急性脊髓损伤动物术后 2~3 周可出现脊髓完全性损伤的并发症，如压疮、泌尿系统感染、肺部感染、便秘等，在实验后期有猴子因为严重的并发症死亡。

(三) 电生理评价

1. 胫后神经体感诱发电位（T-SEPs）

Cz点描记术前T-SEPs，在15～18ms和22～28ms可见正负波各1个。根据猴子身长与一般成人身高的比例，此2个正负波应相当于成人的$P_2 \sim N_2$波，即感觉皮质的初级波。计算两个波的潜伏期（PL）和波幅，波幅以$P_2 \sim N_2$的峰值计算。实验动物首次手术后次日，损伤侧P_2、N_2波消失，损伤对侧P_2、N_2波的PL延长、$P_2 \sim N_2$波幅降低。术后3个月，损伤侧P_2、N_2波出现，但PL较术前明显延长，$P_2 \sim N_2$的波幅也明显降低。损伤对侧P_2、N_2波改善，PL缩短，波幅增加。术后5个月T-SEPs较3个月继续好转：双侧P_2、N_2波的PL进一步缩短，波幅继续增加，但仍未恢复到术前水平。

2. 皮层体感诱发电位（CSEP）

实验猴受伤前均测到正常诱发电位，大脑皮质记录的CSEP是一个以负波为主的正负双相波形，主要由后索传导，是检测感觉传导通路的客观、敏感指标。猴CSEP包括3个基本可辨认波，系列为$P_1 - N_1 - P_2$。然而SCI后动物的CSEP信号消失。损伤侧P_1潜伏期较对侧明显延长。损伤侧N_1波波幅明显低于损伤对侧。

3. 运动诱发电位（MEP）

实验猴受伤前均获得肌源性MEP正常波形：其为一主波为负波的双相波形。受伤后动物MEP信号消失。损伤侧损伤平面以下节段测得波幅明显低于损伤侧损伤平面以上节段波幅。损伤侧损伤平面以上节段测得的潜伏期较损伤侧损伤平面以下节段测得波幅明显延长。

（四）病理组织学评价

1. 标本制备

动物麻醉后，经左心室升主动脉插管，依次用生理盐水和4%多聚甲醛PBS溶液灌注固定。以损伤区为中心，取出长1cm的脊髓组织，以4%多聚甲醛继续固定24h。按常规制备脊髓损伤区的石蜡冠状切片，切片厚5μm，连续切片，行HE染色及Nissl染色，行甘氨酸银浸镀法染色以显示轴突。光镜观察脊髓损伤区组织病理学改变。

2. 光镜下结果

HE染色显示灰质及白质的连续性被破坏和中断，结构紊乱，界线模糊，损伤灶有不规则空腔，且损伤灶已侵及对侧，神经细胞不同程度肿胀、变性、坏死；白质神经纤维溃变、消失，有散在空洞形成，损伤区及邻区内结缔组织增生。Nissl染色切片上，损伤区及邻区内正常神经元的数目稀少，多数神经元呈现不同程度的变性、坏死，表现为：核仁偏位或消失，尼氏体凝聚成粗大而不规则的团块，严重者，胞核固缩、碎裂、消失，尼氏体崩解，胞浆内出现空泡，细胞崩解消失。轴突染色显示脊髓侧索框架结构破坏严重，皮质脊髓侧束轴突密度低，轴突破坏。

参 考 文 献

[1] Nystrom B, Berglund JE, Bergquist E. Methodological analysist of an experimental spinal cord compression model in the rat. J Acta Neural Scand, 1988, 78 (4): 460 – 466.

[2] Hashimoto T, FuKuta. New spinal cord injury model produced by spinal cord compression in the rat. J pharmaol methods, 1990, 23 (3): 203 – 212.

［3］ Fehlings M G, Tator C H. The relationships among the severity of Spinal cord injury, residual neurological function, axon counts, and counts of retrogradely labeled neurons after experimental spinal cord injury. Exp Neurol, 1995, 132 (2): 220 - 228.

［4］ Metz G A, Merkler D, Dietz V, et al. Efficient testing of motor function in spinal cord injured rats. Brain Res, 2000, 883 (2): 165 - 177.

［5］ Sedy J, Urdzíková L, Jendelová P, et al. Methods for behavioral testing of spinal cord injured rats. Neurosci Biobehav Rev, 2008, 32 (3): 550 - 580.

［6］ Steward O, Sharp K, Yee K M, et al. A reassessment of the Effects of a Nogo - 66 receptor antagonist on regenerative growth of axons and locomotor recovery after spinal cord injury in mice. Exp Neurol, 2008, 209 (2): 446 - 448.

［7］ Soblosky JS, Song J H, Dinh D H. Graded unilateral cervical spinal cord injury in the rat: evaluation of forelimb recovery and histological effects. Behav Brain Res, 2001, 119 (1): 1 - 13.

［8］ Nystrom B, Berglund JE, Bergquist E. Methodological analysis of an experimental spinal cord compression model in the rat. J Acta Neurol Scand., 1988, 78 (6): 460 - 466.

［9］ Rivlin AS, Tator CH. Objective clinical assessment of motor function after experimental spinal cord injury in the rat. J Neurosurg, 1977, 47 (4): 577 - 581.

［10］ Basso DM, Fisher LC, Anderson AJ, et al. Basso Mouse Scale forlocomotion detectsdifferences in recovery after spinal cord injury in five common mouse strains. J Neurotraum, 2006, 23 (5): 635 - 659.

［11］ Woo EY, Chu CS, Goletz TJ, et al. Regulatory CD4 CD25 T cells in tumors from patients with early - stage non - small cell lung cancer and late - stage ovarian cancer. Cancer Res, 2001, 61 (12): 4766 - 4772.

［12］ Pappu BP, Angkasekwinai P, Dong C. Regulatory mechanisms of helper

T cell differentiation: New lessons learned from interleukin 17 family cytokines. Pharmacol Ther, 2008, 117 (3): 374 – 384.

[13] Jacobs TP, Schohami E, Baze W, et al. Deteriorating stroke model: histopathology, edema and eicosanoid changes following spinal cord ischemia in rabbit. Stroke, 1987, 18: 741 – 751.

[14] Reuter DG, Tacker WA, Badylak SF, et al. Correlation of motor – evokedpotential response to ischemia spinal cord damage. J Thorac Cardiovas Surg, 1992, 104: 262 – 272.

[15] Scheff SW, Saucier DA, Cain ME. A statistical method for analyzing rating scale data: the BBB locomotor score, J Neurotrauma, 2002, 19: 1251 – 1260.

[16] Basso DM Beattie MS, Bresnahan JC. Graded histological and locomotor outcomes after spinal cord contusion using NYU weight – drop device versus transaction. Exp Neurol, 1996, 13 (9): 244 – 256.

[17] Suresh Babu R, Muthusamy R, Namasivayam A, Behavioural assessment of functional recovery after spinal cord hemisection in the bonnet monkey. J Neurol Sci, 2000, 178: 136 – 152.

[18] 陈伟, 羊明智. 实验性脊髓损伤动物模型的制备及研究进展. 中国矫形外科杂志, 2014, 22 (6): 520 – 523.

[19] 李一帆, 陈东, 张大威, 等. 急性大鼠脊髓损伤 Allen's 法模型的改良及电生理评价. 中国实验诊断学, 2010, 14 (8): 1169 – 1172.

[20] 顾兵, 金建波, 李华南, 等. 脊髓损伤动物模型的运动功能评价. 中国药理学通报, 2011, 27 (7): 893 – 897.

[21] 范睿, 蔡亚非, 张昱, 等. 小鼠脊髓损伤模型的建立及其评价. 生物学杂志, 2009, 26 (5): 77 – 79.

（张鸿，李春瑶，中国医科大学附属盛京医院）

第六节　脊髓静脉高压动物模型

脊髓静脉高压（venous hypertensive myelopathy，VHM）是脊髓血管畸形特有的致病机制。自从 Aminoff 等于 1974 年首先提出脊髓静脉高压导致脊髓损伤后，这一观点被普遍认可。缓解脊髓静脉高压是治疗脊髓血管畸形的重点，通过构建脊髓静脉高压的动物模型，能够对 VHM 的致病机制进行深入的研究。

【实验动物】

健康成年清洁级新西兰大白兔，性别不限，体重 2.0 ~ 3.5kg。

【实验材料与试剂】

1. 实验仪器

OPMIpico100 手术显微镜（ZEISS，德国）。

2. 实验药品

3%戊巴比妥钠盐水溶液,盐酸庆大霉素注射液(8 万 U/支)，2%盐酸利多卡因（5ml/支），肝素（12500U/支），亚甲基美兰，安尔碘，酒精，阿司匹林肠溶片 40mg/片。

3. 实验制剂

1%伊红染液，苏木精染液，10%多聚甲醛溶液。

4. 常规外科手术器械

双关节咬骨钳一把，椎板咬骨钳一把，组织剪和线剪各 1 把，牙镊 2 把，双极电凝 1 把，血管钳 4 把（直、弯各 2 把），持针器 1 把，有齿镊 1 把，甲状腺拉钩 4 个，爱惜康 4 – 0 号丝线若干，手术铺巾若干。

5. 显微手术器械

显微解剖镊 2 把，显微解剖剪刀 1 把，显微持针器 1 把，

Yasargil 蛇牌动脉瘤夹 2 个，血管临时阻断夹 2 只，爱惜康 10 – 0 无创显微伤缝合线。

术前上述器械统一包装高温灭菌消毒。

【模型制作】

1. 新进的新西兰大白兔在动物实验室饲养 3 天以上适应环境，术前 12 小时禁食。

2. 实验前称重，检查有无外观、发育、肢体运动等异常。用 3% 戊巴比妥钠按 1ml/kg 体重经耳缘静脉注射，并留置静脉通路，滴注生理盐水。

3. 麻醉后将兔子平卧在手术操作台上，四肢用布条固定，腹部皮肤备皮，安尔碘消毒 3 遍后四周铺无菌布巾。

4. 取腹部正中切口，剑突下 2cm 至耻骨联合上 3cm，长约 8cm，2% 盐酸利多卡因 5ml 在拟切口处皮下注射，用皮刀切开腹部皮肤、皮下组织，沿腹直肌白线剪开腹肌、腹膜，注意避免损伤腹腔脏器，暴露腹腔后将左边肠管用温盐水纱布推向右侧，暴露左肾静脉及后腔静脉，在暴露区域的四周用湿纱布保护，并用 4 只甲状腺拉钩固定手术视野。

5. 显微镜下将右肾静脉起始下段至左肾静脉起始上段的后腔静脉游离并结扎，在后腔静脉发出双侧髂腹壁静脉起始上端游离并结扎，并在后腔静脉中上段结扎肠系膜静脉分支。

6. 分离出左肾动、静脉，用 4 – 0 丝线结扎左肾动、静脉的近肾门端。并结扎左副肾静脉及左肾静脉上的所有小分支。肝素按 100U/kg 比例入小壶，用动脉瘤临时阻断夹夹闭左肾动脉的近腹主动脉端和肾静脉的后腔静脉端，分别在肾动、静脉相邻侧壁剪开一棱形切口，长约 8mm，修剪边缘及外膜，用 2% 肝素生理盐水冲洗动脉与静脉管腔，少量美蓝染色吻合口，吻合口的缝合从血管截面的交叉点端开始，先缝合下壁。使用 10 – 0 无创显微缝合线先缝合在 12 点的交叉点端，缝合一针后用显微镊提起静脉外壁并从静脉外壁进针，动脉外壁出针连续缝合至 6 点处打结，缝合上壁时从 6 点开始，从动脉外壁进针，静脉外壁出针连续缝合至近 12 点处打结，缝合完毕后摆正血管吻合口的位置，先松开静脉夹，然后松开动脉夹，观察血管吻合口有无漏血以及血流通畅情况，如有少量漏血用棉条包绕吻合口轻压 2 分钟后即可止血。吻合结束后可看见肾动脉中的血液经动静脉瘘进入左肾静脉中，后又进到腔静脉中，左肾静脉和腔静脉充盈很明显并呈现搏动感（彩图 – 5、彩图 – 6，见书末彩图），确认腹腔内无出血及手术器械和棉球后，用加庆大霉素的生理盐水冲洗腹腔后关腹，围手术期补液量约 300ml，待兔清醒后送回动物中心继续饲养。

7. 术后给予低分子肝素 100U/kg 体重皮下注射，q12h，连续 1 周；口服阿司匹林肠溶片 40mg，一日一次，直至处死。观察排便、进食、精神状况、体重变化、会阴部清洁情况。

【行为学评价】

VHM 动物模型的脊髓功能评价采用 Reuter 法（表 8 – 1）。

表 8 – 1　脊髓功能评价量表

Reuter 脊髓感觉运动反射功能评价
1. 牵张反射：正常 0 分；轻微增强/减弱 1 分；亢进/消失 2 分
2. 疼痛回缩反射：快速 0 分；迟缓 1 分；消失 2 分
3. 背部感觉：完全 0 分；部分 1 分；消失 2 分
4. 肌张力：正常 0 分；低张力/高张力 1 分；迟缓/痉挛 2 分
5. 运动能力：能行走 0 分；仅能站立 1 分；能随意移动后肢 2 分；不能随意移动后肢 3 分

【模型病理标本制备】

全麻新西兰白兔仰卧于操作台上，迅速开胸暴露心脏和升主动脉，结扎主动脉起始部，与结扎上端留置灌洗管并固定，剪开右心房放静脉血，注入生理盐水反复冲洗，冲洗直至右心房流出液体颜色浅淡为止（约300ml），随后灌注10%多聚甲醛混合液防止脊髓组织变性。固定液的输入量约为200ml。将灌注好的兔俯卧位固定在解剖台上，沿着背部正中从颈部到尾部备皮，长约30cm，宽约2cm，取后背正中切口，用剪刀纵向剪开皮肤并向两侧牵拉，用尖刀片沿着棘突连线切开背部肌肉并向两侧分离，暴露棘突、横突及椎板。用普通的持针器代替咬骨钳咬开全段棘突、横突及椎板。硬脊膜较薄弱，与脊髓和蛛网膜与椎管粘连较紧，不容易分开，见软脊膜和脊髓在一起呈白色，脊髓两侧均有脊神经穿出脊髓，出椎间孔后沿着肋间走行，每段神经根的间距大约为1.8cm，完整取出脊髓并标明神经根节段。分成颈段、上胸段、下胸段、腰段和骶段，也可放在福尔马林液中固定，留待病理检查。

【VHM模型脊髓病理变化】

常规HE染色后观察正常兔脊髓组织及VHM损伤后不同时期的脊髓病变情况：正常脊髓组织内可见血管周围散在的炎性细胞；VHM模型建立后早期（2周）可见脊髓血管周围出现炎性细胞聚集；随着病程进展，炎性细胞逐渐向实质内迁移、扩散，在第4周最为显著；病程进一步发展，脊髓出现不可逆损伤，灰质内梗死面积逐渐扩大，伴有胶质细胞增生，神经元逐渐变性坏死。

（马永杰，张鸿旗，首都医科大学宣武医院）

第九章　周围神经疾病动物模型

第一节　周围神经疾病概述

周围神经疾病（peripheral neuropathy）是指周围运动、感觉和自主神经的结构和功能障碍。周围神经系统包括除嗅、视神经以外所有与脑干和脊髓相连的脑神经、脊神经的根和神经节、神经干、神经末梢分支以及自主神经。其中脑神经和脊神经多属有髓鞘神经纤维，而自主神经属无髓鞘神经纤维。

有髓鞘纤维的轴突周围有髓鞘围绕，外以施万细胞（Schwann cell）包裹，该髓鞘有绝缘作用；这种纤维每间隔50～1000μm形成郎飞结（node of Ranvier），此处无髓鞘包裹，轴索外仅有基膜覆盖，神经冲动在此处可以跳跃性传导。无髓鞘纤维则是数个轴突包裹在一个施万细胞内，缺少髓鞘环绕，神经冲动在该种神经纤维只能顺序依次进行，因此比有髓神经纤维传导速度慢。

周围神经病的主要临床表现包括：①运动障碍。刺激性症状包括肌束震颤和肌痉挛，麻痹性症状包括肌力减弱或消失、肌张力下降、腱反射减弱和肌萎缩。②感觉障碍。常见的主观症状包括疼痛、麻木、蚁行感和踩棉花感等，客观体征包括手套或袜套样分布的痛觉温觉、触觉、振动觉和关节位置觉减退或消失、感觉性共济失调和神经干压痛等。③自主神经障碍。主要表现为因血管舒缩功能受损引起的皮温低、皮肤发绀、无汗或多汗，皮肤或皮下组织萎缩变薄，指甲变脆失去光泽等，常伴直立性低血压或高血压、心律失常及二便障碍等。

周围神经病的诊断主要依赖于病史描述、临床体格检查和必要的辅助检查。神经传导速度和肌电图检查可以较全面地反映运动及感觉神经受损情况，可以辅助判断病变是轴索变性还是脱髓鞘，也是判断预后和疗效的客观指标。神经活组织检查及分子生物学基因检查可以提供周围神经病变的病理特点，为明确诊断提供了重要的客观依据。治疗周围神经疾病首先需要明确诊断并治疗病因，其次是对症治疗，包括止痛及营养神经药物如 B 类维生素等。恢复期康复治疗有助于预防肌肉挛缩和关节畸形。

周围神经受损主要表现为三种病理形式：①华勒变性（Wallerian degeneration）指神经轴索因外伤断裂后，其远端的轴索发生由近端向远端的变性、解体。②轴索变性（axonal degeneration）胞体因为中毒、营养缺乏和代谢障碍等原因导致营养物质合成障碍或轴浆运输阻滞，远端轴索因得不到必要的营养而变性。③节段性脱髓鞘（segmental demyelination）指周围神经纤维发生局限性髓鞘破坏，而轴突基本正常，可使神经传导速度减慢。

按病因，周围神经病主要分为感染性、中毒性、营养缺乏和代谢性、遗传性、自身免疫性及副肿瘤性等。按临床病程，可分为急性（病情在数秒至 1 周左右发展达到高峰）、亚急性（病情在 1 个月以内达到高峰）、慢性（病情进展超过一个月）、复发性（病情呈发作和暂时缓解交替进展）和进行性神经病（病情逐渐进展，无缓解）。按主要受损神经分为感觉性神经病、运动性神经病、自主神经病和混合性周围神经病。按受累神经分布，主要

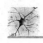

分为单神经病、多发性单神经病和对称性多发性神经病。

根据主要的病理形式及病因本书总结了以下的动物模型。

（韩子萍，罗玉敏）

第二节　糖尿病周围神经病动物模型

一、概述

糖尿病周围神经病（diabetic peripheral neuropathy，DPN）是糖尿病（diabetic mellitus，DM）的主要并发症之一，糖尿病患者中并发周围神经病变的占 60.3%，其中 1 型 44.9%，2 型 61.8%。其患病率与病程有关，糖尿病诊断 10 年内常有明显的临床糖尿病周围神经病变的发生。神经功能检查发现 60%～90% 的患者有不同程度的神经病变，30%～40% 患者可以无症状。临床表现主要为四肢远端对称性的肢体麻木、刺痛、感觉异常，可逐渐出现肢体无力及自主神经功能障碍症状。治疗上主要是控制血糖、营养神经、抗氧化应激、改善微循环及代谢紊乱、对症缓解疼痛等方法。

选择合适的糖尿病周围神经病动物模型是观察其病理过程、发病机制及评定药物疗效的关键。目前国内外 DM 动物模型大致分为：特异性 B 细胞毒性药物四氧嘧啶（Alloxan，ALX）、链脲佐菌素（Streptozotocin，STZ）诱导的动物模型、病毒感染诱导的动物模型、自发性遗传糖尿病动物模型、胰腺部分切除动物模型和转基因动物模型等。其中特异性 B 细胞毒性药物诱导的动物模型因方法简便、易成模、与人类糖尿病最类似、结果实用价值较高而被广泛应用。

目前常用的特异性 B 细胞毒性药物 ALX 是一种 B 细胞毒剂，费用低、毒性较大、大鼠死亡率和模型转阴率较高。一次性大剂量腹腔注射 STZ 制得的速发型糖尿病模型系直接损伤胰岛 B 细胞所致，虽然 STZ 费用较高，但不良反应少，成模率较高，成模后相对稳定，且观察时限可适当延长，以便更好地观察和掌握药物的远期疗效和时 – 效关系，目前被广泛采用。下面介绍用 STZ 诱导的鼠及非人灵长类猴为代表的糖尿病周围神经病变动物模型的方法。

二、大鼠糖尿病周围神经病动物模型

【实验设备】

肌电图仪、血糖测定仪及试纸、光学显微镜及摄像系统、石蜡切片机、组织烘片机、组织摊片机、组织包埋机、100μl 微量移液器、透射电子显微镜、超薄切片机、台式离心机、电热干燥箱、电热恒温培养箱、电冰箱、常规外科器械、高清晰彩色病理图文分析系统。

【实验材料】

选用健康 Wistar 大鼠，雄性，体重 220~250g。

【实验试剂】

链脲佐菌素（STZ）、10% 水合氯醛、柠檬酸钠缓冲液、4% 多聚甲醛、2.5% 戊二醛、锇酸。

【制作方法】

造模前大鼠禁食（不禁水）24h，次日用新鲜配制的 STZ 溶液（将 STZ 溶于 0.1mol/L 柠檬酸 – 柠檬酸钠缓冲液，冰浴中新鲜配制成浓度为 1% 的 STZ 溶液），经 0.22μm 的微孔滤膜过滤除菌后，按 60mg/kg 的剂量，于大鼠腹腔内注射，制备实验性糖尿病大鼠模型。72h 后，用血糖仪测定大鼠的尾静脉血糖，以空腹血糖持续 3d 均≥16.7mmol/L 者作为大鼠糖尿病成模标准。血糖<16.7mmol/L 的大鼠视为未成模，予以剔除。

成模标准：用肌电图仪测定糖尿病大鼠下肢坐骨神经的感觉和运动传导速度，糖尿病大鼠造模成功后 4 周时感觉或运动传导速度减慢超过 11%，即可判定为成功的糖尿病周围神经病大鼠模型。

【行为学评价】

成功造模后的糖尿病大鼠从注射 STZ 后 72h 开始出现三多症状（多饮、多食、多尿），并且逐渐有出现生长缓慢、反应迟钝、行动迟缓、体重增长缓慢或体重减轻、脱毛、毛发失去光泽等表现。成功造模后，DM 大鼠的空腹血糖值较造模前明显升高。

【电生理评价】

DPN 大鼠坐骨神经传导速度的测定方法如下：将各组大鼠用 10% 水合氯醛（300mg/kg）麻醉后，用肌电图仪检测大鼠下肢坐骨神经传导速度。

1. 运动神经传导速度（Motor nerve conduction velocity，MNCV）测定

刺激部位在腘窝以下 1~2cm，均用 2 个针电极经皮插入，电极间距为 1cm，接地于尾部，保持皮温 25℃。用方波（10~15mA，0.1ms 脉波宽，频率 1Hz）刺激神经，用针电极在同侧胫前肌距刺激电极 2~3cm 处记录肌肉动作电位。记录 1 对不同 M 波的潜伏期，近端和远端潜伏期差作为运动神经在两个刺激部位间的传导时间，用弯脚规测量两个刺激部位间的距离。MNCV（m/s）＝距离/潜伏期差值。自成模后 1 个月开始，MNCV 逐渐

减慢并随病程延长逐渐加重。

2. 感觉神经传导速度（Sensory nerve conduction velocity，SNCV）测定

刺激部位在踝部，在距刺激电极 2～3cm 处的腘窝处记录肌肉感觉神经电位。均用 2 个针电极经皮插入，电极间距为 1cm，接地于尾部，保持皮温 25℃。用方波（10～15mA，0.1ms 脉波宽，频率 1Hz）记录感觉神经电位，测量潜伏期，用弯脚规测量两个刺激部位间的距离。SNCV（m/s）= 距离/潜伏期差值。同时测定感觉神经动作电位（sensory nerve action potential，SNAP）。造模后 2W SNCV 开始减慢，但是成模后 1 个月内减慢不明显；自成模后 1 个月开始，SNCV 逐渐减慢，并随病程延长逐渐加重。

【病理组织学评价】

1. 光镜检查

（1）标本制作：乙醚麻醉大鼠，仰卧固定于解剖台上，开腹、开胸暴露心脏，将针头经心尖处插进左心室，剪开右心耳，给予 37℃生理盐水灌流，直至流出液无色为止。继续给予 4℃、4% 多聚甲醛和 2.5% 戊二醛混合固定液 40ml 左右灌注固定，直至大鼠身体变硬为止。暴露坐骨神经，近端用锋利剪刀从坐骨切迹处剪断，远端从胫腓神经分叉处剪断，迅速取出置于吸水纸上，用快刀片切去两端各约 1～2mm，并从中间一分为二，分别置于 2.5% 戊二醛和 4% 多聚甲醛中固定 4～6h 以上。乙醇脱水，二甲苯透明，浸蜡包埋，连续切片。

（2）HE 染色方法：①常规脱蜡，二甲苯第 I 阶段 15min，二甲苯第 II 阶段（至完全透明）10min。②逐级降浓度乙醇水化，无水乙醇第 I 阶段（变为不透明）2min，无水乙醇第 II 阶段 2min，95% 乙醇 2min，80% 乙醇 2min，自来水洗片刻。③染色：

蒸馏水片刻、苏木素液染核5min，自来水洗片刻，1%盐酸酒精分化0.5min，流水冲洗片刻，弱氨水水溶液反蓝1min，流水冲洗15min，复染0.5%伊红水溶液（对比染色）7min。④逐级升浓度乙醇脱水：自来水洗（分化伊红）片刻，95%乙醇Ⅰ 2min，95%乙醇Ⅱ 2min，无水乙醇Ⅰ 2min，无水乙醇Ⅱ 2min。⑤透明：二甲苯Ⅰ 5min，二甲苯Ⅱ 5min。⑥固定：盖玻片下封固。

（2）光镜下表现：DM大鼠从4周开始出现神经内膜毛细血管管壁逐渐增厚，管腔不规则，内皮细胞肿胀、变形，随病程延长而逐渐加重；同时也从4周开始出现坐骨神经有髓及无髓神经纤维排列松散，且随病程进展逐渐出现髓鞘变薄、分离、空泡形成，并伴有轴索萎缩。

2. 电镜检查

（1）标本制作

固定：取梨状肌下缘坐骨神经约0.1cm，立即放入2.5%戊二醛固定液中，并置4℃冰箱中进行前固定，前固定4h后，PBS洗3次，每次30min；1%锇酸后固定1.5h，双蒸馏水冲洗10min。将标本依次用50%、70%、80%、90%、95%乙醇系列脱水各10min，95%乙醇：95%丙酮（1∶1）10min，95%丙酮10min，100%丙酮40min透明3次。氧化丙烯置换20min，氧化丙烯：Epon812环氧树脂包埋剂（1∶1）浸透1h；Epon812环氧树脂包埋剂浸透3h对组织进行梯度浸透。将包埋组织的Epon812固化块分别经35℃、45℃、55℃聚合各12h，使之聚合变硬，最后呈黄色透明状。超薄切片机半薄切片（1μm）定位后做超薄切片，片厚55～60nm，醋酸双氧铀及柠檬酸铅双重电子染色，透射电子显微镜下观察。

（2）电镜下表现：电镜显示DM组大鼠从4周开始出现毛细血管内皮增厚，基底膜不清楚，周围有炎细胞浸润；同时有髓神经纤维髓鞘板层薄厚不一、分离或脱落，无髓神经纤维轴索内神经丝减少，线粒体肿胀，粗面内质网扩张，可见髓样小体，且随病程延长而逐渐加重。

三、小鼠糖尿病周围神经病动物模型

【制作方法】

1. 实验试剂

同前。

2. 实验仪器

同前。

3. 实验动物

成年健康雄性 C57BL/6J 小鼠，重量 18~20g，SPF 级。小鼠饲养环境：12h 光照/黑暗周期，每笼 5 只，自由饮水、摄食，每隔 1d 更换垫料。

4. 模型制备

所有小鼠适应性喂养 3d 后，禁食 16h，120mg/kg 一次性腹腔注射 STZ 溶液。

5. 成模标准

STZ 注射后 3d、7d、14d、21d 检测末梢血糖，血糖 ≥ 16.7mmol/L 则为糖尿病小鼠，任意一次低于 16.7mmol/L 则弃用。

【行为学评价】

小鼠于成功造模后 3 天开始出现毛色暗淡粗糙、饮水量及尿量明显增多、自发活动减少、体重减轻，呈现糖尿病的典型临床表现。

【电生理评价】

1. 机械痛阈值测定

于 STZ 注射前和注射后 14d、21d、28d 测定机械痛阈值。将小鼠置于装有音频放大器的透明有机玻璃固定筒内，鼠尾置于筒外，在距离鼠尾根部 3cm 处标记。小鼠适应环境 10min 后，将鼠尾标记处置于电子压痛仪压头处，向鼠尾施加压力（每秒增加 10g），当小鼠出现疼痛反应，如尖叫、挣扎时停止施压，记录压力数据（g），连续测定 3 次，每次间隔约 10min，取平均值作为机械痛阈值。若压力值超过 400g 则剔除。STZ 注射后 14d，小鼠机械痛阈值开始出现下降；28d 时下降较 21d 时明显。

2. 热刺激痛阈值测定

参照 Hargreaves 测定小鼠热刺激痛阈值。采用热刺痛仪，将小鼠置于 3mm 厚的玻璃板上的鼠箱中，适应环境 10min，热辐光源照射右后肢足底中部，记录小鼠从照射到出现缩足反应的时间，连续测定 3 次，每次间隔 10min，取平均值作为热刺激痛阈值。若单次照射时间超过 20s 则剔除。STZ 注射后 14d，小鼠热刺痛阈值开始出现下降；28d 时下降较 21d 时明显。

【病理学评价】

同大鼠。

四、食蟹猴糖尿病周围神经病动物模型

【制作方法】

1. 主要试剂

STZ（链脲佐菌素）、柠檬酸、生理盐水、胰岛素、氯胺酮、阿托品、葡萄糖、4% 多聚甲醛、石蜡、二甲苯、乙醇、1% 牛血

清白蛋白、豚鼠抗人胰岛素抗体（1:100）、鼠抗人胰高血糖素抗体（1:1000）、Texas – Red 偶联的驴抗豚鼠 IgG、Cy2 偶联的羊抗鼠 IgG（1:200）。

2. 主要仪器

肌电图仪、血糖测定仪及试纸、光学显微镜、石蜡切片机、组织烘片机、组织摊片机、组织包埋机、透射电子显微镜、超薄切片机、台式离心机、电热干燥箱、电热恒温培养箱、电冰箱、常规外科器械、高清晰彩色病理图文分析系统。

3. 实验动物

采用经检疫结核分枝杆菌、志贺菌、沙门菌、寄生虫、阿米巴和单纯疱疹病毒等为阴性的食蟹猴（2 ~ 3 岁，2.7 ~ 4.1kg）。这些食蟹猴被单笼饲养在同一个动物房中，动物房的环境温度控制在 25℃，湿度控制在 40% ~ 70%。空气每小时循环 12 次。照明时间为 07：30 ~ 19：30，所有动物保持连续供水，并喂给相同的猴专用饲料，每天喂 2 次水果。动物在实验开始前适应性饲养至少 1 个月。

4. 模型制备

所有食蟹猴在注射 STZ 前禁食 12 ~ 15 小时，采用氯胺酮（10mg/kg）和阿托品（0.04mg/kg）进行麻醉。100mg STZ 溶于 5ml 含有 50μl 0.05mol/L 柠檬酸（pH 4.5）的生理盐水，然后用生理盐水稀释至 20ml（终体积）溶解后，立即将 STZ 按 68mg/kg 的剂量在 5min 内通过小腿隐静脉注射到猴子体内。为防止代谢紊乱，糖尿病猴需要每天注射胰岛素。胰岛素注射剂量执行方案：血糖 < 11.1mmol/L 不使用胰岛素；血糖水平 11.1 ~ 16.6mmol/L 注射 1 ~2U 胰岛素；血糖水平 16.6 ~ 22.2mmol/L 注射 2 ~4U 胰岛素；血糖水平 >22.2mmol/L 注射 4 ~6U 胰岛素。

【行为学评价】

造模后食蟹猴的摄食量、饮水量及尿量显著增加，体重明显下降。第5周左右造模后的食蟹猴出现糖耐量异常。随着时间延长会出现反应迟缓、行动缓慢等症状。

【电生理表现】

用肌电图仪检测 DPN 食蟹猴坐骨神经传导速度，结果可见运动神经动作电位潜伏期延长，传动速度减慢，随病程延长逐渐加重。感觉神经传导速度亦减慢，潜伏期延长，开始不明显，随病程延长加重。

【病理学评价】

1. 光镜检查

（1）标本制作：食蟹猴经麻醉后取坐骨神经，经用显微镜观察。给予4℃、4%多聚甲醛和2.5%戊二醛混合固定液灌流固定，暴露坐骨神经，取坐骨神经分别置于2.5%戊二醛和4%多聚甲醛中固定。乙醇脱水，二甲苯透明，浸蜡包埋，连续切片。HE 染色后光镜下观察。

（2）镜下表现：光镜下可见神经纤维结构多样、肿胀、轴索粗细不等，髓鞘节段性皱缩、断裂，呈"锯齿样"等改变，部分神经纤维断裂。

2. 电镜检查

（1）标本制作：经麻醉后，暴露坐骨神经，近端用锋利剪刀从坐骨切迹处剪断，远端从胫腓神经分叉处剪断，迅速取出置于吸水纸上，用快刀片切去两端各约 1~2mm，并从中间一分为二，分别置于2.5%戊二醛和4%多聚甲醛中固定4~6h以上。乙醇脱水，二甲苯透明，浸蜡包埋，连续切片。经固定、染色后电镜下观察。

（2）电镜下表现：有髓神经纤维髓鞘板层薄厚不一、分离或脱落，无髓神经纤维轴索内神经纤维减少，可见髓样小体。

参 考 文 献

［1］ Like AA，Rossini AA. Streptozotocin－induced pancreatic insulitic：new model of diabetes mellitus．Science，1976，193：415.

［2］ Mordes J P．Willy MS. Influence of age and sex on inseptibity to STZ diabetes．Diabetes，1980，29（2）：132.

［3］ Lynch JJ，Jarvis MF，Kowaluk EA. An adenosine kinase inhibitor attenuates tactile allodynia in a rat model of diabetic neuropathic pain．Eur J Pharmacol，1999，364（2/3）：141－146.

［4］ Wu PB，Gussner CG，Date ES. Correlation of EMG CMAP and SNAP amplitude decrease in mononeuropathies with axonal loss．Electromyography Cli Neurophysiol，1996，36（7）：405－409.

［5］ Yuan WP，Liu CH. Antioxidant activity of chit oligosaccharides on pancreatic islet cells in streptozotocin－induced diabetes in rat. World J Gastroenterol，2009，15（11）：1339－1345.

［6］ Hargreaves K，Dubner R，Brown F，et al. A new and sensitive method for measuring thermal nociception in cutaneous hyperalegesia. Pain，1988，32：77－88.

［7］ Courteix C，Eschalier A，Lavarenne J. Strepotozocin－induced diabetic rats：behvioural evidence for a model of chronic pain．Pain，1993，53：81－88.

［8］ Malcangio M，Tomlinson DR. A pharmacologic analysis of mechanical hyperalgesia in streptozotocin/diabetic rats．Pain，1998，76：151－157.

［9］ 肖向阳．甲钴胺联合胰激肽原酶治疗糖尿病周围神经病变的临床观察．中国实用神经疾病杂志，2013，16（4）：59－60.

［10］Cornblath D R, Dellon A L, MacKinnon S E. Spontaneous diabetes mellitus in a rhesus monkey: neurophysiological studies. Muscle Nerve, 1989, 12: 233 – 235.

［11］Wagner J D, Cline J M, Shadoan M K, et al. Naturally occurring and experimental diabetes in cynomolgus monkeys: a comparison of carbohydrate and lipid metabolism and islet pathology. Toxicol Pathol, 2001, 29: 142 – 148.

［12］Theriault B R, Thistlethwaite J R, Levisetti M G, et al. Induction, maintenance, and reversal of streptozotocin – induced insulin – dependent diabetes mellitus in the juvenile cynomolgus monkey（Macaca fascilularis）. Transplantation, 1999, 68: 331 – 337.

［13］Koulmanda M, Qipo A, Chebrolu S, et al. The effect of low versus high dose of streptozotocin in cynomolgus monkeys（Macaca fascilularis）. Am J Transplant, 2003, 3: 267 – 272.

［14］Thomas J M, Contreras J L, Smyth C A, et al. Successful reversal of streptozotocin – induced diabetes with stable allogeneic islet function in a preclinical model of type 1 diabetes. Diabetes, 2001, 50: 1227 – 1236.

（张鸿，司味鑫，中国医科大学附属盛京医院）

第三节　化疗相关周围神经病变动物模型

一、概述

化疗相关周围神经病变（chemotherapy – induced peripheral neuropathy, CIPN）是化疗药物对周围神经或自主神经损伤产生的一系列神经功能紊乱的症状和体征。许多化疗药物都有周围神经毒性，如铂类、长春新碱类、硼替佐米和（或）紫杉烷类。据估计约有30% ~ 40% 的癌症患者经化疗后会出现 CIPN。其临床表现为远端对称多发神经病变，包括感觉、运动和自主神经病变。最常见的感觉神经损伤有远端肢体感觉异常和袜套状感觉缺失，部分可合并运动神经病变，表现为肌肉无力、萎缩。自主神经损伤经常出现但很少单独存在，如腹泻、便秘和低血压晕厥。目前针对 CIPN 尚缺乏有效的治疗办法。

化疗药物引起的外周神经病变模型国内研究较少，较为成熟的模型就是长春新碱（Vincristine，VCR）致神经病理性疼痛模型，但存在动物死亡率高和运动功能障碍等缺陷。由于实验动物没有能力进行语言的交流，所以对动物的疼痛的测量我们多来自于主观行为反应，如测量机械性痛敏和异常痛敏等，具体地说就是通过测量神经损伤侧肢体足底皮肤的感觉阈值，比如热、机械刺激痛敏和冷、触异常痛敏等，同时结合周围神经病理性改变来检测动物模型是否成功。

二、大鼠化疗相关周围神经病变动物模型

【制作方法】

1. 实验试剂

长春新碱粉剂、生理盐水、4% 多聚甲醛、3.5% 水合氯醛、甲醛、氯化钠、氯化钾、磷酸氢二钠、磷酸二氢钾、HCl、NaOH、乙醇。

2. 实验仪器

恒温仪、烘箱、高压蒸汽灭菌锅、肌电图仪、光学显微镜及摄像系统、石蜡切片机、组织烘片机、组织摊片机、组织包埋机、透射电子显微镜、超薄切片机、台式离心机、电热干燥箱、电热恒温培养箱、电冰箱、常规外科器械、高清晰彩色病理图文

分析系统。

3. 实验动物

实验用到的恒温仪对雄性大鼠可能会造成睾丸下降，所以本实验选择雌性大鼠，本实验的造模时间较短，雌性大鼠的生理周期对其影响不大，体重 200～250g，室温在 24～26℃，相对湿度 50%～60%，明暗各半天，自由摄取食物和水，每日观察和更换笼具和垫料。大鼠适应环境 3～5d 后，用恒温仪筛选合格大鼠并测量基础热痛阈值。

4. 模型制备

长春新碱粉剂用生理盐水稀释为 1mg/ml，pH 4.5～4.7，该 pH 长春新碱溶液最稳定。每次注射前再用生理盐水稀释至 100μg/ml，每只大鼠注射容积不超过 1ml。大鼠尾静脉注射，先注射生理盐水，确定穿刺针在血管内，然后注入不同剂量长春新碱，药物注射完毕立即注入 0.5ml 生理盐水，避免药物渗出血管外导致炎症反应。隔日注射一次，共 5 次。

【行为学评价】

1. 全身作用观察

给药过程中隔日（即非给药日）测量大鼠体重变化，连续监测体重 2 周。同时观察大鼠的肌力变化、胃肠功能、是否发生自发性嘶叫等情况。结果：大鼠在给药后第 7d 出现行走无力，自发性嘶叫。2 周左右大鼠体重下降，部分大鼠出现腹泻症状，其他一般情况无改变，进食、饮水活动未减少。四肢末端皮肤颜色略苍白，肌肉未见萎缩，舔足、抬足活动增加，自主活动次数未见减少。

2. 机械性痛觉超敏

使用动态足底触觉测量仪测定大鼠对机械刺激的反应，12g、

2g 力度的接触分别代表痛觉过敏和痛觉异常，每个力度共刺激大鼠后爪外侧 30 次。结果：给药后大鼠缩爪反应次数明显增多。

3. 热痛阈的测量

使用辐射热测痛仪评价大鼠对热刺激的反应。将大鼠置于玻璃板上适应一小时后，使用热辐射照射其后趾相应的部位，记录从照射到缩腿反应的时间，即缩腿潜伏期。抬腿后记录从缩腿到放下后趾的时间，即为缩腿时间。在给药前及末次给药的第二天各测一次。结果：大鼠缩腿反应潜伏期明显缩短。

【电生理评价】

对大鼠尾神经进行电生理检测：将大鼠尾部自肛门处始依次标记为 A、B、C 点，肛门与 A 点、A 点与 B 点、B 点与 C 点距离分别为 3cm、7cm、5cm，AB 段接地线，记录 A 与 B、A 与 C 间神经传导潜伏期，其神经传导速度公式 MCV = Length BC/LatencyBC（其中 A 为刺激点，B、C 为记录点，Length BC 为 B、C 间的距离，LatencyBC 为 B、C 间的潜伏期）。LatencyBC = LatencyAC − LatencyAB。结果可见神经传导潜伏期随时间延长开始变长，传导速度逐渐减慢。

【病理学评价】

1. 光镜下观察

（1）标本制作：通过灌注固定常规取材方法后，在最后一次注药后 2d，用 1% 戊巴比妥钠（60mg/kg）深麻醉，开胸经升主动脉插管依次灌注生理盐水 200ml 及 4℃、4% 多聚甲醛 400ml。取双侧坐骨神经固定后，石蜡包埋，切 4μm 厚切片，苏木精和伊红染色后，光镜下观察。

（2）光镜下表现：大鼠坐骨神经髓鞘肿胀变性，部分施万细胞结构破坏，轴突分裂。

2. 电镜检查

（1）标本制作：亦通过灌注固定常规取材方法后，另取坐骨神经切成 2mm×2mm×1mm 置于戊二醛固定液中 4℃ 固定过夜，用 0.1mol/L PBS 缓冲液洗 1 次，1% 锇酸后固定 60 min，常规电镜样品制备程序脱水、渗透、包埋、超薄切片、铀铅染色，透射电镜观察。

（2）电镜下表现：神经截面极不规则，髓鞘增粗且髓鞘板层质地疏松，颜色变浅，偶见严重病变处呈灶性溶解坏死，无髓纤维未见明显改变。

参 考 文 献

［1］A ley K, Reichling DB , Levine JD. V incristine hy2 peralgesia in the rat：a model of painful vincristine neuropathy in humans. Neuroscience, 1996, 73：259 – 265.

［2］Colburn RW, DeLeo JA , Rickman AJ, et al. Dissociation of microglial activation and neuropathic pain behaviors following peripheral nerve injury in the rat. J Neuroimmunol, 1997, 79：163 – 175.

［3］Tanner KD , Levine JD , Topp KS. Microtubule disorientation and axonal swelling inunmmyelinated sensory axons during vincristine painful neuropathy in rat. J Comp Neurol, 1998, 395：481 – 492.

［4］Authier N , Coudo re F, Eschalier A , et al. Pain related behaviour during vincristine2 induced neu2 ropathy in rats. NeuroReport, 1999, 10：965 – 968.

［5］Topp KS, Tanner KD, Levine JD. Damage to the cyto skeleton of large diameter sensory neurons and myelinated axons in vincristine – induced painful peripheral neurophy in the rat J Comp Neurol, 2000, 424：563 – 567.

（张鸿，司味鑫，中国医科大学附属盛京医院）

第四节　HIV 相关周围神经病动物模型

一、概述

获得性免疫缺陷综合征（acquired immune deficiency syndrome，AIDS），由感染人类免疫缺陷病毒（human immune deficiency virus，HIV）引起。HIV 是一种能攻击人体免疫系统的病毒，它把人体免疫系统中最重要的 T 淋巴细胞作为主要攻击目标，大量破坏该细胞，使人体丧失免疫功能。AIDS 的流行已经严重危害人类健康和社会发展。周围神经病变是 AIDS 最常见的慢性并发症之一，临床有多种类型，其中以末梢感觉性多神经病最为常见。资料显示 30% ~67% HIV 阳性患者存在周围神经病变。HIV 相关周围神经病发病机制不清，可能与 HIV 病毒直接感染或与抗病毒药物神经毒性有关。HIV 相关性神经病的特征性症状通常为四肢末梢对称性的疼痛，表现为针刺或针扎样感觉、疼痛可导致行走困难和睡眠障碍，严重影响患者的生活质量，严重病例可出现肌无力。目前无特效治疗，主要以对症缓解疼痛为主。

近年来 AIDS 治疗及疫苗研究方面已经取得重大突破。猴免疫缺陷病毒（SIV）诱发的猴艾滋病（SAIDS）模型已于 1989 年经 WHO 的艾滋病全球规划艾滋病动物模型专家小组推荐为疫苗、抗艾滋病药物治疗和免疫调节剂的动物模型，被誉为"黄金标准"。SIV mac 病毒能在恒河猴引发与人类 AIDS 类似免疫缺陷综合征，出现 CD_4 淋巴细胞下降、机会性感染及病毒性脑炎，因此常以此病毒感染恒河猴作为研究人类 AIDS 的重要动物模型。可用 SIVmac239 静脉感染恒河猴制作艾滋病模型。但恒河猴物种稀缺，饲养与维持费用较高，给动物模型制作带来了一定困难。一些研究者采用小鼠制作 HIV 小动物模型，目前应用较多的是 SCID - hu 小鼠。SCID - hu 小鼠即人源化的重症联合免疫缺陷鼠（severe combined immunodeficiency mice，SCID），是研究肿瘤、免疫等很好的动物模型，其应用范围日益扩大。其与灵长类动物模型相比，具有体型小、易管理、费用低、可规模化、研究时间短等优点。本文简要介绍使用 SCID - hu 小鼠建立 HIV 动物模型的方法和 AIDS 引起的周围神经病变。

二、小鼠 HIV 相关周围神经病动物模型

【制作方法】

1. 实验材料

胎儿胎肝、胎儿胸腺、氯胺酮、戊二醛、丙酮、醛酸铀、柠檬酸。

2. 实验仪器

透射电镜、超薄切片机、肌电图仪、光学显微镜及摄像系统、石蜡切片机、组织烘片机、组织摊片机、组织包埋机、台式离心机、电热干燥箱、电热恒温培养箱、电冰箱、常规外科器械、高清晰彩色病理图文分析系统。

3. 实验动物

选取 SCID 小鼠，它是由 Balb/c 系小鼠的同类系 C. B. - 17 近交小鼠第 16 号染色体基因突变形成的。SCID 鼠由于其免疫球蛋白（Ig）基因和 T 细胞受体（TCR）基因的重组受到破坏，导致体内缺乏成熟的功能性 T、B 淋巴细胞，血清中很难检测到 Ig，从而成为联合免疫功能缺陷的小鼠。

4. 模型制作

SCID 小鼠对体外移植物免疫排斥反应较低，是异体移植的良

好动物模型，但同时由于免疫功能缺陷，易受微生物的感染而死亡，因此其饲养条件要求很高，需采用无特定病原体屏障系统繁育。饲料、垫料、笼具及饮水等物品均需经120℃、30min 高压蒸汽灭菌，且需严格按照 SPF 要求规范操作。采用胎儿胎肝与胎儿胸腺组织构建移植物"Thy/Liv"，在小鼠两个肾包膜下均移植"Thy/Liv"，移植物"Thy/Liv"胎肝与胸腺组织进行优化，构建 SCID – hu（Thy/Liv）嵌合小鼠。一般 SCID – hu（Thy/Liv）嵌合小鼠不会出现移植物抗宿主反应，且对抗原刺激能产生完整的免疫应答和初始的免疫反应。

【行为学评价】

临床表现：SCID – hu（Thy/Liv）嵌合小鼠饲养小鼠在 12 ~ 14 日龄出现发育不全、体重下降、皮肤脱屑、皲裂、免疫功能下降等表现。部分嵌合小鼠因患胸腺萎缩和淋巴结病在 2 周左右死亡。

【病理学评价】

1. 光镜检查

（1）标本制备：SCID – hu（Thy/Liv）嵌合小鼠经氯胺酮麻醉后，经灌注、固定后暴露坐骨神经。由戊二醛固定，丙酮系列脱水，包埋，超薄切片，HE 染色后光镜下观察。

（2）光镜下表现：神经内膜毛细血管管壁逐渐增厚，管腔不规则。坐骨神经正常结构破坏，内皮细胞肿胀，变形横切面显示神经纤维结构多样、肿胀变性、轴索粗细不等。

2. 电镜检查

（1）标本制备：嵌合鼠经氯胺酮麻醉后，经灌注、固定后暴露坐骨神经。坐骨神经由戊二醛固定，丙酮系列脱水，包埋，超薄切片，铀铅染色后透射电镜观察。

（2）电镜下可见：电镜下表现嵌合小鼠坐骨神经纤维排列松散，且随病程进展逐渐出现髓鞘变薄、分离、空泡形成，板层质地疏松，颜色变浅，严重病变处成灶性溶解破坏，并伴有轴索萎缩。神经截面逐渐出现不规则，无髓纤维改变不明显。

三、恒河猴 HIV 相关周围神经病动物模型

【制作方法】

1. 实验试剂

氯胺酮、甲醛、戊二醛、丙酮、醛酸铀、柠檬酸铅、SIVmac（猴免疫缺陷病毒）。

2. 主要实验仪器

透射电镜、超薄切片机。

3. 实验动物

选取动物为 4～6kg 成年恒河猴，感染前经体检无淋巴结肿大，血常规无异常，无 SIV、反录 D 型病毒（SRV）和猴 T 淋巴细胞性病毒 I 型（STLV－1）抗体，感染前淋巴结活检。实验应在动物生物安全实验等级 ABSL－3 级实验室内进行。

4. 动物模型制作

SIVmac 猴艾滋病病毒经用中国恒河猴外周血单个核细胞（peripheral blood mononuclear cell，PBMC）体外扩增的病毒液，滴度为 1×10^8 $TCID_{50}/L$（注 TCID：半数组织培养感染计量），用 1∶50 稀释 1ml（2000 $TCID_{50}$）静脉注射。采集 EDTA 抗凝血，分离血浆，采用 Real－timeTaqMan 探针法测定病毒载量。各动物的病毒载量均在感染后 10～14d 达到高峰（＞10^6拷贝/ml）。

【行为学评价】

临床症状：①进食减少，食欲下降，严重时会出现不进食。

体重：恒河猴感染后 2 周体重均有所下降，并波动；存活 9 个月以上的猴，有些体重有所上升。②皮疹，恒河猴皮疹多出现于 2~4 周，8 周左右消退，好发于毛少部位，个别猴较晚期有出血斑。③脾触诊，部分恒河猴 2~4 周可触及脾至肋下一指，至 5 个月时有部分猴脾大达肋下 4~5cm，7 个月后逐渐缩小。④有些恒河猴会出现腹泻症状，最早可出现在感染第 5 天，最严重的表现为便中带血及黏液。

【病理学评价】

1. 光镜检查

（1）标本制备：经氯胺酮麻醉后，无菌手术取淋巴结、坐骨神经等，经戊二醛固定、丙酮系列脱水、包埋、超薄切片，经 HE 染色，光镜下观察。

（2）光镜下表现：结果可见，淋巴结滤泡增生、萎缩或二者兼有，部分淋巴结淋巴滤泡内细胞稀疏，纤维组织增生伴有免疫复合物沉着，出现"焚毁"现象。坐骨神经纤维结构肿胀变性、轴索粗细不等，轴突分裂，部分神经纤维断裂。

2. 电镜检查

（1）标本制备：成模恒河猴经氯胺酮麻醉后，无菌手术取坐骨神经，经戊二醛固定、丙酮系列脱水、包埋、超薄切片、醋酸铀、柠檬酸铅双染色，透射电镜观察。

（2）电镜下表现：电镜显示成模恒河猴坐骨神经开始出现髓神经纤维髓鞘板层薄厚不一，无髓神经纤维轴索内神经丝减少，可见髓样小体。偶有粗面内质网扩张，且随病程延长而坐骨神经结构破坏逐渐加重。

参 考 文 献

[1] Aldrovandi GM, Zack JA. Replication and pathogenicity of human immu-

nodeficiency virus type 1 accessory gene mutants in SCID – hu mice. J. Virol, 1996, 70 (3): 1505 –1511.

[2] Bai J, Banda N, Lee NS, Rossi J, Akkina R.. RNA – based an – ti – HIV – 1 gene therapeutic constructs in SCID – hu mouse model. Mol. T-her, 2002, 6: 770 –780.

[3] Bosma GC, Fried M, Custer RP, el al. Evidence of functional lympho-cytes in some (leaky) SCID mice. J. Exp. Med. , 1988, 167 (3): 1016 –1033.

[4] Bristol GC, GAO LY, Zack JA. Preparation and maintenance of SCID – humice for HIV research. Methods, 1997 : 12 (4): 343 –347.

[5] Brooks DG, Kitchen SG, Kitchen CM, et al. Generation of HIV latency during thymopoiesis. Nat. Med. , 2001, 7 (4): 459 –464.

[6] Brooks DG, Arlen PA, GAO L, et al. Identification of T cell – signaling pathways that stimulate latent HIV in primary cells. Proc. Natl. Acad. Sci. , 2003, 100 (22): 12955 –12960.

[7] McArthur JC, Haughey N , Gartner S , et al. Human immunodeficiency virus – associated dementia : An Evolving Disease . Neurovirol, 2003, 9 (2): 205 –221.

[8] Albright AV, Soldan SS, Gonzalez – Scarano F, et al. Pathogenesis of human immunodeficiency virus – induced neurological disease. J Neuro-Virol, 2003, 9 (2): 222 –227.

[9] Williams R, Bokhari S, Silverstein P, et al. Nohuman primate models of neuro AIDS. J Neurovirol, 2008, 14 (4): 292 –300.

[10] 卢耀增，吴小闲，涂新明，等 . 猴免疫缺陷病毒（SIV）猴模型的建立 . 中国实验动物学报, 1994, 2 (2): 94 –101.

[11] Lackner AA, Smith MO RJ, et al. Localization of simian immunodeficien-cy virus in the central nervous system of rhesus monkeys. Amer J Pathol, 1991, 139 (3): 609 –621.

[12] Tan SV, Guiloff RJ. Hypothesis on the pathogenesis of vacuolar myelopa-

thy, dementia, and peripheral neuropathy in AIDS. J Neurol Neurosurg Psychiatry, 1998, 65 (1): 23 –28

（张鸿，司味鑫，中国医科大学附属盛京医院）

第五节　自身免疫性周围神经病动物模型

一、概述

急性炎症性脱髓鞘性多发性神经病（acute inflammatory demyelinating polyneuropathy，AIDP）又称吉兰－巴雷综合征（Guillian – Barré 综合征，GBS），是临床上最常见的一种自身免疫性周围神经病（EAN）。主要病理改变为周围神经组织小血管淋巴细胞、吞噬细胞浸润，神经纤维脱髓鞘，严重病例可继发轴突变性。临床表现为急性或亚急性四肢对称性弛缓性瘫痪，末梢性感觉障碍伴脑神经受损，脑脊液提示蛋白－细胞分离。治疗上主要应尽早用大剂量丙种球蛋白静脉注射、血浆置换、激素及对症神经营养治疗。

模拟建立相应的自身免疫性周围神经病（EAN）动物模型是研究吉兰－巴雷综合征发病机制、病理生理过程及治疗的有效手段。目前通过构建空肠弯曲菌（Campylobacter jejuni，Cj）活菌口服灌胃，已经成功建立了小动物（如 Hartley 豚鼠）及大动物（如巴马小型猪）的动物模型，为吉兰－巴雷综合征的研究构建了一定的实验基础。

二、豚鼠 EAN 动物模型

【制作方法】
1. 实验试剂
4% 水合氯醛、4% 多聚甲醛、苏木精试剂、伊红试剂、1%

盐酸乙醇、1%稀氨水、锇酸、100%甘油。

2. 实验仪器

光学显微镜及摄像系统、扫描电镜、肌电图仪、石蜡切片机、组织烘片机、组织摊片机、组织包埋机、超薄切片机、台式离心机、电热干燥箱、电热恒温培养箱、电冰箱、常规外科器械、高清晰彩色病理图文分析系统。

3. 实验动物

实验动物 Hartley 豚鼠为 SPF 级白化系，46 周龄，体重250～300g，无感染史。Hartley 豚鼠的饲养：B1 动物房，环境温度24～26℃，相对湿度30%。每天上午给予食物和水，每周更换垫料2次并消毒1次。

4. 模型制作

GBS 患者粪便标本中分离培养出的空肠弯曲菌 lulei 株，血清型为 penner O19 型。经 42℃微需氧（10% CO_2、5% O_2、85% N_2）条件培养后鉴定、纯化后制备菌悬液，浓度 3×10^8 cfu/ml。口服灌胃豚鼠方法：左手放于豚鼠背侧，以示指和拇指抓取豚鼠两颊及周围皮肤，抬起下颌，并且使其腹侧贴于实验者身体，保持豚鼠后肢站立，右手持1ml注射器（去掉针头）抽取菌悬液，从豚鼠口腔正中插入约到注射器刻度 0.2ml 处，缓慢推动注射器。按每只2ml菌悬液给豚鼠灌胃。每周连续灌胃3天，连续灌胃5周。

【行为学评价】

自灌胃当日起每日观察豚鼠的临床症状：饮食、大便及肢体活动情况，并进行评分。评分参考豚鼠 EAN 模型的评分标准：将发病程度分为 0～5 级。0 级：无异常；1 级：两后肢脚趾轻微拖拽地面；2 级：两后肢脚趾较明显拖地，但未累及其他部位；3 级：两后肢显著拖地，常见两后肢偏向同一侧；4 级：两后肢完全瘫痪；5级：四肢均受累，甚至呼吸抑制。每三天进行体重称量并记录。观察豚鼠的皮毛情况，是否有掉毛现象等。部分豚鼠第3周开始出现腹部皮毛较脏、掉毛现象，也有些豚鼠于5周左右出现活动减少、食欲减退、体重减轻症状。

【电生理评价】

1. 电极放置位置

近端刺激电极插入坐骨结节附近，远端刺激电极插入踝关节上0.2cm肌肉内，记录电极一支插在掌面肌肉内，一支插在小趾掌趾关节附近，接地电极插在大腿表皮下。

2. 记录方法

豚鼠麻醉，先记录近端附近复合肌电（PCMAPs），调整近端刺激电极位置，以持续时间0.05ms，强度35V的刺激能诱发出最大PCMAPs时，再将刺激强度加大50.0%，以此值作为刺激电压值，重复多次，对所诱发的PCMAPs进行摄影到一张胶片上，以重复最多处作为标准，算出潜伏期及波形大小。同样方法记录出远端复合肌电（DCMAPs）及远端F－波。根据PCMAPs与DC-MAPs潜伏期的差值及两对刺激电极的距离可算出运动神经传导速度（MNCV）。

3. 结果可见

PCMAPs与DCMAPs波幅显著降低，F波潜伏期明显延长，MNCV明显减慢。

【病理学评价】

1. 光镜检查

（1）标本制作：麻醉前12小时禁食水。4%水合氯醛（10μl/g）腹腔注射麻醉，至豚鼠无躁动、肌张力低、痛刺激迟钝。豚鼠深度麻醉后迅速打开胸腔，暴露心脏，进行灌注固定。

豚鼠固定于手术台上常规消毒手术区域，逐层解剖取双侧坐骨神经。迅速置于 4% 多聚甲醛固定。24h 后进行 HE 染色、锇酸染色。

（2）光镜下表现：HE 染色在连续活菌菌悬液灌胃 5 周，坐骨神经 HE 染色横切面示神经纤维结构多样、肿胀、轴索粗细不等。锇酸染色：锇酸染色镜下可见豚鼠坐骨神经部分纤维粗细不等，髓鞘节段性皱缩、断裂，呈"长城样""锯齿样"改变，部分神经纤维断裂。

2. 电镜检查

（1）标本制作：同样方法经 4% 水合氯醛麻醉后、灌注固定后取坐骨神经后 4% 多聚甲醛固定 24 小时后电镜染色。

（2）电镜下表现：电镜下可见病变神经皱缩、髓鞘塌陷等竹节样病变较正常神经明显。髓鞘部分板层结构消失，融合紊乱，微丝微管排列紧密，线粒体嵴模糊。

三、巴马小型猪 EAN 动物模型

【制作方法】

1. 实验动物

实验动物选择巴马小型猪，雌雄不限。体重 4.5 ~ 7kg，年龄 40 ~ 50d。

2. 实验试剂

血培养基、布氏肉汤、氯胺酮、速眠新Ⅱ号、阿托品。

3. 实验仪器

光学显微镜、透射电镜、肌电图仪、石蜡切片机、组织烘片机、组织摊片机、组织包埋机、超薄切片机、台式离心机、电热干燥箱、电热恒温培养箱、电冰箱、常规外科器械、高清晰彩色病理图文分析系统。

4. 诱导动物模型

GBS 患者粪便标本中分离培养出的空肠弯曲菌 lulei 株，血清型为 penner O19 型。经 42℃微需氧（$10\% CO_2$、$5\% O_2$、$85\% N_2$）条件培养后鉴定，纯化后制备菌悬液，浓度 $3 \times 10^8 cfu/ml$。镜检测定菌株状态后，每只实验巴马小型猪口服攻毒 3ml 菌液。

【行为学评价】

巴马小型猪在攻毒 14～16 天开始出现临床症状。出现症状 2 周内解剖实验动物。根据巴马小型猪的临床表现将实验动物分为 4 个级别。1 级：无法正常行走，走路时常滑倒；2 级：行走速度缓慢，肢体无力；3 级：行走速度减缓；4 级：正常。其中 1、2 级判定为重症，3 级为轻症，4 级为健康。

【电生理评价】

用肌电图仪检测攻毒巴马小型猪坐骨神经运动及感觉神经传导速度，结果可见运动神经动作电位潜伏期延长，传动速度减慢，随病程延长逐渐加重。感觉神经动作电位潜伏期亦延长，传导速度减慢。

【病理学评价】

1. 光镜检查

（1）标本制作：以氯胺酮 2ml、速眠新Ⅱ号 1.5ml、阿托品 1ml 混合肌内注射麻醉，至巴马小型猪无躁动、肌张力低、痛刺激迟钝。麻醉前 12h 禁食，4h 禁水。实验动物麻醉后放血处死实施解剖取材。用碘伏、乙醇对手术区域进行消毒。取坐骨神经及其分支胫神经、腓总神经，臂丛神经及其分支正中神经、尺神经、桡神经。打开椎管取材脊神经根、神经节。神经组织用 4%

多聚甲醛固定 24 小时后进行 HE 染色、坚固蓝染色、镀银染色。

（2）光镜下表现：在神经病理检查方法中 HE 染色可以显示神经纤维基本结构，但不能显示完整髓鞘结构，而锇酸染色基于锇酸与类脂质的特殊反应，髓鞘着棕黑色而轴索示淡黄色可以显示神经纤维结构，坚固蓝染色也对神经纤维髓鞘染色，镀银染色可以直接显示精致的神经丝结构。因此结合三种神经病理检查方式，显示实验动物的神经病理结构。镜下表现：HE 染色见部分轴索消失，部分轴索增粗。单神经分离锇酸染色中，可见髓鞘节段性回缩，轴索粗细不等；严重者可见髓鞘崩解，轴索溃变为卵圆体结构。镀银坚固蓝染色见部分轴索扭曲断裂，部分轴索增粗，髓鞘存在。

2. 电镜检查

（1）标本制作：以氯胺酮 2ml、速眠新 Ⅱ 号 1.5ml、阿托品 1ml 混合肌内注射麻醉，至巴马小型猪无躁动、肌张力低、痛刺激迟钝。麻醉前 12h 禁食，4h 禁水。实验动物麻醉后放血处死实施解剖取材。用碘伏、乙醇对手术区域进行消毒。取坐骨神经，用 4% 戊二醛固定 24h 后二次取材进行神经病理电镜检查。

（2）电镜下表现：电镜下可见髓鞘部分板层结构消失，融合紊乱。病变神经皱缩、髓鞘塌陷等竹节样病变较正常神经明显。

参 考 文 献

［1］Dskeyser P，Gossuin－Detrain M，Butzler JP，et al. Acute enteritis due to related vibrio：first positive stool cultures. Infect Dis，1972，125（3）：390－392.

［2］李春岩，薛平，刘瑞春等. 空肠弯曲菌致鸡格林－巴利综合征动物模型的初步研究. 脑与神经疾病杂志，1994，2（2）：68－69.

［3］Allos BM. Campylobacter jujuni infection as a cause of the Guilliain－

Barre syndrome. Infect Dis Clin North Am, 1988, 12: 173 – 184.

[4] Ang CW, Laman JD, Willison HJ, et al. Structure of Campy – lobacter jejuni lipopolysaccharides determines antiganglio side specificity and clinical features of Guillain – Barré and MillerFisher patients. Infect Immun, 2002, 70 (3): 1202 – 1208.

[5] Chiba A, Kusunoki S, Shimizu T, et al. Serum IgG antibody to ganglioside GQ1b is a possible marker of Miller Fisher syndrome. Ann Neurol, 1992, 31: 677 – 679.

[6] Ketley JM, Pathogenesis of enteric infection by campylobacter. Microbiology, 1997, 143: 5 – 21.

[7] Dekeyser P, Gossuin – Detrain M, Butzler JP, et al. Acute enteritis due to related vibrio: first positive stool cultures. J Infect Dis, 1972, 125: 390 – 392.

[8] 徐飞, 邢丛丛, 陈扬, 等. 吉兰 – 巴雷综合征空肠弯曲菌感染诱导巴马小型猪致周围神经病动物模型的建立. 脑与神经病疾病杂志, 2012, 20 (2): 81 – 84.

[9] Yuki N, Yamada M, odaka M, et al. Animal model of axonal Guillain – Barre syndrome induced by sensitization with GM1 ganglioside. Ann Neurol, 2001 , 49: 712 – 720.

[10] Winer JB, Hughes RA, Anderson MJ, et al. A prospective study of acute idiopathic neuropathy. Ⅱ. Antecedent events J Neurol Neurosurg Psychiatry, 1988, 51 : 613 – 618.

（张鸿，司味鑫，中国医科大学附属盛京医院）

第十章 脑胶质瘤小鼠动物模型

第一节 脑胶质瘤简介

脑胶质瘤是最常见的原发性颅内肿瘤。根据世界卫生组织1998 年公布的按死亡率顺序排位的疾病，脑胶质瘤是 34 岁以下肿瘤患者的第 2 位死亡原因，是 35~54 岁患者的第 3 位死亡原因。近 30 年来，脑胶质瘤发病率逐年递增，年增长率约为1.2%，其中以中老年人群尤为明显。流行病学调查研究表明，中国脑胶质瘤年发病率为（3~6）人/10 万人，年死亡人数达 3万人。脑胶质瘤不仅会给患者身体造成巨大痛苦，而且会给患者及其家属带来心理上的沉重负担，另外，脑胶质瘤疾病本身对脑功能造成的损害以及手术治疗所导致的致残率也很高，因此该疾病也给国家医疗资源以及社会保障体系带来很大的负担。目前就整体而言，对于脑胶质瘤的研究和治疗，传统的手术结合放疗和化疗的方法并没有取得理想的效果。恶性脑胶质瘤经过标准的手术、放疗及化疗之后，中位生存期仅为 14 个月。因此，如何应用不断创新的生命科学理论与技术来研究脑胶质瘤的发生、发展及治疗抗性的机制，从而提高脑胶质瘤患者的生存预后，已成为脑胶质瘤领域亟待解决的一个重要问题。而作为生命科学研究的重要工具，脑胶质瘤的动物模型，对于研究脑胶质瘤的病因、进展以及对治疗的反应等，无疑具有重要的意义。目前，最常用的实验动物尚属小鼠；而常用的实验动物模型方法有原位种植、皮下种植以及转基因动物模型。

参 考 文 献

［1］Wrensch M, Minn Y, Chew T, et al. Epidemiology of primary brain tumors: current concepts and review of the literature. Neuro Oncol. 2002, 4 (4): 278 – 99.

［2］Fisher JL, Schwartzbaum JA, Wrensch M, et al. Epidemiology of brain tumors. Neurol Clin, 2007, 25 (4): 867 – 890.

［3］Bondy ML, Scheurer ME, Malmer B, et al. Brain tumor epidemiology: consensus from the Brain Tumor Epidemiology Consortium. Cancer, 2008, 113 (7): 1953 – 1968.

［4］Kyritsis AP, Saya H. Epidemiology, cytogenetics, and molecular biology of brain tumors. Curr Opin Oncol, 1993, 5 (3): 474 – 480.

［5］Jiang T, Tang GF, Lin Y, et al. Prevalence estimates for primary brain tumors in China: a multi – center cross – sectional study. Chin Med J (Engl), 2011, 124 (17): 2578 – 2583.

［6］DeAngelis LM. Brain tumors. N Engl J Med, 2001, 11, 344 (2): 114 – 123.

［7］Behin A, Hoang – Xuan K, Carpentier AF, et al. Primary brain tumours in adults. Lancet, 2003, 361 (9354): 323 – 331.

［8］Stupp R, Mason WP, van den Bent MJ, et al. European Organisation for Research and Treatment of Cancer Brain Tumor and Radiotherapy Groups; National Cancer Institute of Canada Clinical Trials Group. Radiotherapy plus concomitant and adjuvant temozolomide for glioblastoma. N Engl J Med, 2005, 352 (10): 987 – 996.

［9］Stupp R, Hegi ME, Mason WP, et al. European Organisation for Research and Treatment of Cancer Brain Tumour and Radiation Oncology Groups；National Cancer Institute of Canada Clinical Trials Group. Effects of radiotherapy with concomitant and adjuvant temozolomide versus radio-therapy alone on survival in glioblastoma in a randomised phase III study：5 – year analysis of the EORTC – NCIC trial. Lancet Oncol, 2009, 10 (5)：459 – 466.

（林庆堂，徐立新，首都医科大学宣武医院）

第二节　细胞种植模型

（一）　脑部原位种植模型

【实验设备】

手术器械（包括手术刀、眼科剪、眼科镊、缝合针线或头皮夹等），磨钻，磨钻头（直径1mm），超微量进样器，小鼠头颅立体定向仪。

【实验材料】

SPF 级裸小鼠 BALB/C – nu/nu 或严重联合免疫缺陷（SCID）小鼠（6 ~ 20 周龄），水合氯醛（100g/L），无菌眼用凝胶，碘伏，75% 医用酒精，骨蜡，无菌 PBS，无菌棉球，细胞消化酶（0.05% Trypsin – EDTA 或 Accutase），细胞培养液。

【制作方法】

1. 细胞准备

（1）在超净工作台内，将贴壁的肿瘤细胞以 PBS 洗涤后，加入消化酶，悬浮细胞可直接以 100g 离心力离心 5min 后加入以上消化酶，在37℃下消化3~5min后以微量加样枪头吹打呈单细胞悬液，以PBS洗涤并以100g离心力离心5min后重悬于PBS中，调整细胞浓度为$1 \times 10^8/ml \sim 1 \times 10^9/ml$。瘤块原代细胞直接种植即直接在超净台培养皿中以手术刀切碎瘤块至$1mm^3$大小，消化酶37℃下消化5~15min后以培养液中和消化酶，其余操作和最终细胞悬液浓度同上。

（2）以75%医用酒精和无菌PBS依次清洗超微量进样器，在保证混匀的情况下吸取细胞悬液5μl，避免气泡，将超微量进样器固定并锁定在立体定向仪上。

2. 手术准备

水合氯醛（100g/L，0.04ml/10g）腹腔注射麻醉小鼠，针刺肢体末端确认麻醉状态，固定于立体定向仪上，无菌凝胶保护双眼，裸鼠不需除毛，SCID小鼠可剪毛或脱毛膏脱毛，使用碘伏与酒精依次消毒，在头顶双侧眼裂连线处纵向切开头皮，在颅骨冠状缝与矢状缝交界处向头端2mm，向中线一侧旁开2mm，以显微磨钻钻一骨孔直径1mm，超微量进样器经立体定向仪经骨孔垂直进针3mm，回退1mm，于5min内将5μl细胞悬液注射完毕，回退1mm，等待5min后缓慢退针，以骨蜡封闭骨孔，头皮夹闭合皮肤切口，观察至麻醉苏醒，送回鼠笼。

【行为学评价】

全世界有多个大型实验室建立了自己的一系列动物模型评估方法，对于行为学评价，尤其是运动表型评价，目前已经全面和系统验证的是SHIRPA测试组合。该组合包括运动圆柱体实验（cylinder test）、转轮运动实验（runningwheel）、旋转实验（rotameter）、旋转杠实验（rotarod）、爬杆实验（raised beam test）、足迹分析（footprint analysis）、游泳实验（swimming test）、阶梯箱探索实验（staircase reaching test）、音源性应激试验（acoustic startle chamber）等。

【影像学评价】

可采用临床 CT 或实验动物专用小型 CT、MRI 配合实验动物专用线圈或实验动物专用小型 MRI 系统监测肿瘤的生长情况，在 MRI 系统可研究肿瘤坏死区域与钆强化程度相关性；还可进行肿瘤坏死组织百分比和平均血管密度（mean vascular density，MVD）的定量评价以及与其他成像系统结合进行多模态成像检查。

【病理组织学评价】

根据 HE 染色结果，可见弥漫浸润性生长入脑实质，典型栅栏样坏死病灶，异型微血管增生，内皮细胞肥厚，细胞多形性，巨大多核细胞，非典型性核分裂像与不规则核仁、水肿灶、出血灶等。

【模型的优缺点】

1. 优点

（1）肿瘤生长速度快，生长时间可预计。

（2）移植瘤可重现原肿瘤的组织学和基因表达特征。

（3）移植瘤遗传学和（或）表观遗传学构成能完全反应原代肿瘤的特征。

（4）模型易于复制。

（5）在成功浸润性生长至脑实质的肿瘤模型，存在血 – 脑屏障。

2. 缺点

（1）异种宿主提供了与原宿主不同的肿瘤微环境（人体中枢神经系统组织移植到小鼠脑），可能导致移植瘤产生与原代不同的异质性。

（2）需要消除正常的免疫反应。

（3）移植前的体外培养有可能改变肿瘤细胞的遗传特征。

（4）在未能浸润性生长的肿瘤模型，仅存在部分血－脑屏障。

（二）皮下种植模型

【实验设备】

手术器械（包括手术刀，眼科剪，眼科镊，缝合针线或头皮夹等），1ml 套管针，4 号针头，小鼠固定架。

【实验材料】

SPF 级裸小鼠 BALB/C－nu/nu 或严重联合免疫缺陷（SCID）小鼠 6～20 周龄，碘伏，75% 医用酒精，无菌 PBS，无菌棉球，细胞消化酶（0.05% Trypsin－EDTA 或 Accutase），细胞培养液。

【制作方法】

1. 细胞准备

（1）在超净工作台内，将贴壁的肿瘤细胞以 PBS 洗涤后，加入消化酶，悬浮细胞可直接以 100g 离心力离心 5min 后加入以上消化酶，在 37℃下消化 3～5min 后以微量加样枪头吹打呈单细胞悬液，以 PBS 洗涤并以 100g 离心力离心 5min 后重悬于 PBS 中，调整细胞浓度为 $1 \times 10^8/ml \sim 1 \times 10^9/ml$。瘤块原代细胞直接种植即直接在超净台培养皿中以手术刀切碎瘤块至 $1mm^3$ 大小，消化酶 37℃下消化 5～15min 后以培养液中和消化酶，其余操作和最终细胞悬液浓度同上。

（2）在保证混匀的情况下以套管针吸取细胞悬液，避免气泡。

2. 皮下接种

一般选择皮肤较松弛的部位进行皮下接种，如腋窝、腹股沟前等，而不选择皮肤紧致或骨性结构突出的部位进行接种，裸鼠不需除毛，SCID 小鼠可在细胞悬液注射接种区域剪毛或脱毛膏脱毛，使用碘伏与酒精依次消毒，皮下注射肿瘤细胞悬液 0.1 ~ 0.5ml，送回鼠笼，自细胞准备开始整个操作过程时间尽可能缩短，减少肿瘤细胞脱离培养环境后的暴露时间。

【电生理评价】

小鼠皮下移植瘤动物模型用于细胞成瘤实验，和药物筛选试验等，一般较少进行行为学和电生理评价。一般是在接种后直接动态观察是否成瘤以及以游标卡尺测量，动态观察瘤块体积变化。

【影像学评价】

方法学同原位种植模型。

【病理组织学评价】

方法学同原位种植模型。

【模型的优缺点】

1. 优点

（1）肿瘤生长速度快，生长时间可预计。

（2）移植瘤可重现原肿瘤的组织学和基因表达特征。

（3）移植瘤遗传学和（或）表观遗传学构成能完全反应原代肿瘤的特征。

（4）模型易于复制。

（5）在成功浸润性生长至脑实质的肿瘤模型，存在血 - 脑屏障。

2. 缺点

（1）异种宿主提供了与原宿主不同的肿瘤微环境（人体中枢神经系统组织移植到小鼠皮下），可能导致移植瘤产生与原代不同的异质性。

（2）需要消除正常的免疫反应。

（3）移植前的体外培养有可能改变肿瘤细胞的遗传特征。

（4）小鼠皮下不存在血－脑屏障。

（5）移植瘤遗传学和（或）表观遗传学构成只能部分反应原代肿瘤的特征。

参 考 文 献

［1］H. Yang, M. Chopp, X. Zhang, et al. Using behavioral measurement to assess tumor progression and functional outcome after antiangiogenic treatment in mouse glioma models. Behav Brain Res., 2007, 182：42－50.

［2］S. P. Brooks, S. B. Dunnett, Tests to assess motor phenotype in mice：a user's guide. Nat Rev Neurosci, 2009, 10：519－529.

［3］A. R. Borges, P. Lopez－Larrubia, J. B. Marques, et al. MR imaging features of high－grade gliomas in murine models：how they compare with human disease, reflect tumor biology, and play a role in preclinical trials. AJNR Am J Neuroradiol, 2012, 33：24－36.

［4］L. Janbazian, J. Karamchandani, S. Das. Mouse models of glioblastoma：lessons learned and questions to be answered. J Neuro－Oncol, 2014, 118：1－8.

［5］K. Lenting, R. Verhaak, M. Ter Laan, et al. Glioma：experimental models and reality. Acta Neuropathol, 2017, 133：263－282.

（林庆堂，徐立新，首都医科大学宣武医院）

第三节 转基因动物模型

虽然脑胶质瘤的种植模型是目前临床上应用最广泛的，也是最简单易用的，但是其有诸多限制。其中，最主要的是因为该模型采用单次注射大量的肿瘤细胞，因而，无法复制临床上脑胶质肿瘤发生真正的场景。此外，在种植过程中，由于技术操作本身的需要，注射后往往会形成脑内创伤及瘢痕，从而可能影响脑胶质瘤的生物学行为、病理生理过程及对治疗的反应，造成干扰。

随着分子生物学以及基因工程的进展，转基因动物模型及其在脑胶质瘤方面的应用，则越来越成熟与普遍。与种植型脑胶质瘤动物模型相比，转基因脑胶质瘤动物模型更易反映脑胶质瘤的临床场景，包括肿瘤的发生、新生血管的形成以及肿瘤细胞的侵袭性等。按照突变所发生的胚胎时期，可分为生殖细胞突变（germline mutation）与体细胞突变（somatic mutation）；按照所更改基因的功能，可分为功能获得性突变（gain－of－function）及功能丧失性突变（loss－of－function）。此外，还可以对拟突变基因进行时间与器官表达特异性进行调控。

第一例基于生殖细胞的转基因脑胶质瘤模型是由 Brinster 及其同事所构建。他们将包含编码金属硫蛋白的猿猴病毒40（simian virus 40）通过微注射导入至小鼠受精卵，并得到以脑室脉络丛肿瘤为主的脑肿瘤动物模型。基于此以及人脑胶质瘤基因突变图谱，后续研究又陆续构建了 AKT、PI3K、PTEN、TP53 等转基因突变脑胶质瘤动物模型。脑胶质瘤最常见的原癌基因突变是表皮细胞生长因子受体（epidermal growth factor receptor, EGFR）。EGFR 蛋白属于 ErbB 受体家族一员，其编码蛋白属于细胞膜酪氨酸蛋白激酶，其激活后通过下游信号通路，可促进细胞增生、增殖、逃避凋亡、新生血管形成以及迁徙与侵袭等特性。人脑胶质瘤常见的 EGFR 突变类型包括基因拷贝数扩增与基因突变亚型如 EGFRvⅢ、Ⅷ突变型导致的突变蛋白缺失细胞膜外一段 267 个氨基酸序列，从而导致该细胞膜受体在没有配体时能自发活化并激活下游传导通路。首例过表达 EGFR 通路的转基因脑胶质瘤模型是通过 S100b 启动子过表达病毒 EGFR 编码框，约有20%的小鼠形成脑部胶质瘤。从病理组织学看大部分胶质瘤类似于少突细胞胶质瘤，而不到 10% 的肿瘤则类似于星形细胞胶质瘤。这些肿瘤均可检测到 V－erB 蛋白的表达。这些肿瘤的不足之处在于肿瘤的级别较低、增殖不活跃以及侵袭性较低，究其深层次原因可能是在脑胶质瘤的发生发展过程中，除了 EGFR 通路突变外，可能仍需其他的分子突变的协同作用。另一种基于 EGFR 通路的转基因脑胶质瘤动物模型策略是，通过 GFAP（胶质纤维酸性蛋白）基因启动子过表达 EGFR 或其突变体 EGFRvⅢ。单纯的 GFAP－EGFR 或－EGFRvⅢ并不能产生脑胶质瘤；而与 p21－Ras 杂交后，可产生以少突胶质细胞瘤为主的肿瘤类型。有趣的是，p21－Ras小鼠形成的胶质瘤以星形细胞胶质瘤为主，因此这也暗示，EGFR 通路突变，具有转化胶质瘤组织表型的特性。血小板衍生生长因子（platelet derived growth factor, PDGF）及其受体通路的突变，也与脑胶质瘤的形成相关。目前较广泛应用的基于 PDGF 转基因动物模型是基于体细胞组织特异性所构建；主要有两种，其一是通过导入包含 PDGFb 链表达框架的重组莫罗尼小鼠白血病病毒，另一种是通过 RCAS/tv－a 策略。这两种策略获得的小鼠脑瘤均呈现出混杂组织类型的特点，并且许多肿瘤表现出胶质母细胞瘤的特征。若将 Nesting 驱动表达 K－Ras 编码框架或 Akt 编码框架，导入至 RACS/tv－a 体系后，也可获得呈现胶质母细胞瘤特性的小鼠脑肿瘤。

转基因小鼠脑胶质瘤模型的建立，不仅有利于阐明脑胶质瘤的分子发生过程，而且有利于小分子靶向药物的临床前测评。上述的 EGFR 转基因脑胶质瘤模型，曾被用于 EGFR 小分子靶向药物（OSI－774，erlotinib 及 ZD－1839，gefinitib）的临床前测评，并最终推动这些小分子药物进入临床Ⅰ～Ⅲ期临床试验。一些靶向 EGFR 通路的单抗药物，也利用 EGFR 转基因脑胶质瘤动物模型，进行临床前评价，并逐步进入临床试验（如 ACTⅡ与Ⅲ期临床试验）。由于 EGFR 通路及 PDGF 通路常累及多个下游信号传导途径，如 PI3K－AKT－mTOR 等，因此针对这些下游通路上靶点的小分子抑制剂，也可以在这些转基因脑胶质瘤动物模型身上进行临床前验证。

小鼠的脑胶质瘤动物模型，在过去及可预见的未来一段时间内，将继续成为脑胶质瘤体内研究的重要工具和手段。理想状态的脑胶质瘤动物模型，不仅需完整复现人脑胶质瘤的初始细胞癌变、疾病恶性进展、免疫逃避、新生血管、侵袭与转移、躲避凋亡等过程，还需要具备简单易做、体系恒定等特点。目前广泛应用的移植（种植）模型与转基因动物模型，虽然都不能很好地满足上述要求，但各自均有自身的优缺点。研究者在选择脑胶质动物模型时，宜先明确研究的核心要点以及待评价治疗手段的焦点，再选择合适的脑胶质瘤动物模型，以期降低试验模型本身因素的"噪音"，从而提高研究成果最终实现向临床转化的概率。

参 考 文 献

[1] Stylli SS, Kaye AH, Novak U. Induction of CD44 expression in stab wounds of the brain: long term persistence of CD44 expression. J Clin Neurosci, 2000, 7: 137－140.

[2] Logan A, Frautschy SA, Gonzalez AM, et al. A time course for the focal

elevation of synthesis of basic fibroblast growth factor and one of its highaffinity receptors（flg）following a localized cortical brain injury. J Neurosci, 1992, 12: 3828 – 3837.

［3］ Huszthy PC, Daphu I, Niclou SP, et al. In vivo models of primary brain tumors: pitfalls andperspectives. Neuro Oncol, 2012, 14: 979 – 993.

［4］ Fomchenko EI, Holland EC. Mouse models of brain tumors and their applications in preclinical trials. Clin Cancer Res, 2006, 12: 5288 – 5297.

［5］ Hann B, Balmain A. Building 'validated' mouse models of human cancer. Curr Opin Cell Biol, 2001, 13: 778 – 784.

［6］ Brinster RL, Chen HY, Messing A, et al. Transgenic mice harboring SV40 T – antigen genes develop characteristic brain tumors. Cell, 1984, 37: 367 – 379.

［7］ Holland EC, Celestino J, Dai C, et al. Combined activation of Ras and Akt in neural progenitors induces glioblastoma formation in mice. Nat Genet, 2000, 25: 55 – 57.

［8］ Henson JW, Schnitker BL, Correa KM, et al. The retinoblastoma gene is involved in malignant progression of astrocytomas. Ann Neurol, 1994, 36: 714 – 721.

［9］ Guha A. Ras activation in astrocytomas and neurofibromas. Can J Neurol Sci, 1998, 25: 267 – 281.

［10］ Burgess AW. EGFR family: structure physiology signalling and therapeutic targets. Growth Factors, 2008, 26: 263 – 274.

［11］ Novak U, Walker F, Kaye A. Expression of EGFR – family proteins in the brain: role in development, health and disease. J Clin Neurosci, 2001, 8: 106 – 111.

［12］ Weiss WA, Burns MJ, Hackett C, et al. Genetic determinants of malignancy in a mouse model for oligodendroglioma. Cancer Res, 2003, 63: 1589 – 1595.

［13］Ding H, Shannon P, Lau N, et al. Oligodendrogliomas result from the expression of an activated mutant epidermal growth factor receptor in a RAS transgenic mouse astrocytoma model. Cancer Res, 2003, 63: 1106 – 1113.

［14］Bachoo RM, Maher EA, Ligon KL, et al. Epidermal growth factor receptor and Ink4a/Arf: convergent mechanisms governing terminal differentiation and transformation along the neural stem cell to astrocyte axis. Cancer Cell, 2002, 1: 269 – 277.

［15］Di Rocco F, Carroll RS, Zhang J, et al. Platelet – derived growth factor and its receptor expression in human oligodendrogliomas. Neurosurgery, 1998, 42: 341 – 346.

［16］Uhrbom L, Hesselager G, Nister M, et al. Induction of brain tumors in mice using a recombinant platelet – derived growth factor B – chain retrovirus. Cancer Res, 1998, 58: 5275 – 5279.

［17］Fisher GH, Orsulic S, Holland E, et al. Development of a flexible and specific gene deliverysystem for production of murine tumor models. Oncogene, 1999, 18: 5253 – 5260.

［18］Nathoo N, Goldlust S, Vogelbaum MA. Epidermal growth factor receptor antagonists: novel therapy for the treatment of high – grade gliomas. Neurosurgery, 2004, 54: 1480 – 1488.

［19］Rich JN, Reardon DA, Peery T, et al. Phase II trial of gefitinib in recurrent glioblastoma. J Clin Oncol, 2004, 22: 133 – 142.

（林庆堂，徐立新，首都医科大学宣武医院）

彩　图

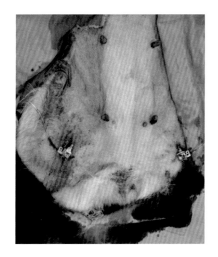

图 -1　杂交犬双侧股动脉穿刺埋鞘

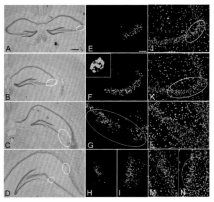

彩图 -2　单点杏仁核内 KA 注射可引起局限于 CA3 区的急性细胞死亡

（A ~ D）为尼氏染色切片，显示注射 KA 24 小时后整个海马区的 CA3 选择性损伤（圆圈标注）。（E ~ N）为 TUNEL 标记的细胞（J ~ N）和 DAPI 染色的细胞核（E ~ I），其对应的区域为图 A ~ D 中圆所划定的相应区域。插图描绘了 TUNEL 标记出的核皱缩（K）。比例尺：300lm（A ~ D），75lm（E ~ N）

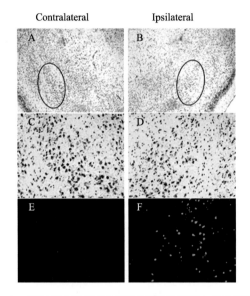

Contralateral   Ipsilateral

彩图-3 杏仁核内注射 KA 诱导同侧杏仁核内急性细胞死亡

A～D 为注射 KA 后 24 小时对侧（A，C）和同侧（B，D）杏仁核的尼氏染色图像。A，B 为同侧杏仁核（B，画圈）和健侧相对应区域（A，画圈）的尼氏染色。C，D 分别是图 A 和 B 中由圆圈划定的尼氏染色区域高倍放大图像。E，F 为 A，B 相对应位置的 TUNEL 标记。比例尺：300lm（A～D），75lm（E，F）

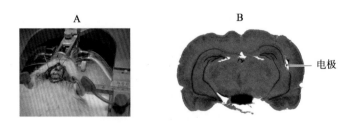

彩图-4 电极位置

A. 海马中生物电极的位置以及额叶和小脑皮质中的电极；B. 冠状脑切片的尼氏染色显示海马中生物电极的位置

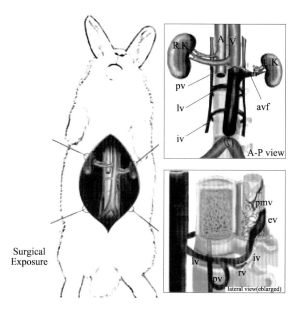

彩图-5　构建兔左肾动静脉

图中 A = 腹主动脉，avf = 动静脉瘘，ev = 硬脊膜外静脉丛，iv = 椎间孔内静脉，L. K = 左肾，lv = 腰静脉，pmv = 髓周静脉丛，pv = 椎旁静脉丛，R. K = 右肾，rv = 根静脉，V = 后腔静脉

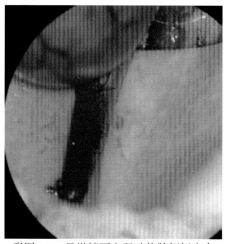

彩图-6　显微镜下左肾动静脉侧侧吻合